SAÚDE ALÉM
DO TEMPO

DR. GABRIEL ALMEIDA

SAÚDE ALÉM
DO TEMPO

2019
1º edição

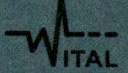

Todos os direitos reservados
Copyright © 2019 by Editora Pandorga

Direção Editorial
Silvia Vasconcelos
Produção Editorial
Equipe Editoral Pandorga
Preparação
Jéssica Gasparini Martins
Revisão
Fernanda Braga
Diagramação
Vanúcia Santos (Design Editorial)
Capa
Lumiar Design
Fotografia
Bruno Sarraf

Texto de acordo com as normas do Novo Acordo Ortográfico da Língua Portuguesa
(Decreto Legislativo nº 54, de 1995)

DADOS INTERNACIONAIS DE CATALOGAÇÃO NA PUBLICAÇÃO (CIP
Bibliotecária responsável: Aline Graziele Benitez CRB-1/3129

A447s Almeida, Gabriel
1.ed.   Saúde além do tempo / Gabriel Almeida. – 1.ed. – São
Paulo: Pandorga, 2019.
240 p.; il.; 16 x 23 cm.

ISBN: 978-85-8442-393-4

1. Medicina. 2. Saúde. 3. Nutrição. 4. Prevenção. I. Título.

CDD 613

Índice para catálogo sistemática:
1. Medicina: saúde
2. Nutrição: prevenção

2019
IMPRESSO NO BRASIL
PRINTED IN BRAZIL
DIREITOS CEDIDOS PARA ESTA EDIÇÃO À
EDITORA PANDORGA
RODOVIA RAPOSO TAVARES, KM 22
GRANJA VIANA – COTIA – SP
Tel. (11) 4612-6404
www.editorapandorga.com.br

Todos os seus sonhos podem se tornar realidade se você tiver coragem para persegui-los.

WALT DISNEY

AS INFORMAÇÕES DESTE LIVRO NÃO SUBSTITUEM UMA CONSULTA NUTRICIONAL OU MÉDICA. CASO VOCÊ TENHA OU SUSPEITE DE UM PROBLEMA MÉDICO, CONSULTE UM PROFISSIONAL DE SAÚDE.

Dedicatória

Dedico este livro aos meus pais, pois agradeço a eles por tudo o que sou. Nasci em uma família pobre, mas com valores muito elevados. Meu pai, seu Edivaldo, era cortador de cana no interior do estado de Alagoas e só foi alfabetizado aos 14 anos de idade. Seu sonho era ser médico, mas não conseguiu, por causa das dificuldades da vida. Meu pai tinha brilho nos olhos quando falava em Medicina, o que despertou uma pequena fagulha em meu coração. Então, aos quatro anos de idade, falei para mim mesmo: "Eu vou ser médico!".

Lúcia, minha mãe, é a mulher mais guerreira que conheci. Herdei seu espírito de luta. Agradeço aos meus irmãos, Daniele e Edivaldinho, por todas as experiências positivas e negativas na minha infância. Agradeço pelas negativas? Sim! Elas foram responsáveis por moldar o que eu sou hoje.

Agradeço à minha esposa, Ana Terra, a mulher da minha vida, que consegue ser meu braço direito e esquerdo, sendo de fundamental importância para minha vida pessoal e profissional.

Agradeço ao meu filho, o pequeno Gabriel, que conta quatro anos até a data desta publicação, por ter despertado em mim o maior amor que existe neste planeta.

Agradeço à minha filha, Liz, que nasceu recentemente, nos trazendo ainda mais amor e felicidade.

E agradeço a você! Você agora faz parte dessa história!

MUITO OBRIGADO!

Dr. Gabriel Almeida

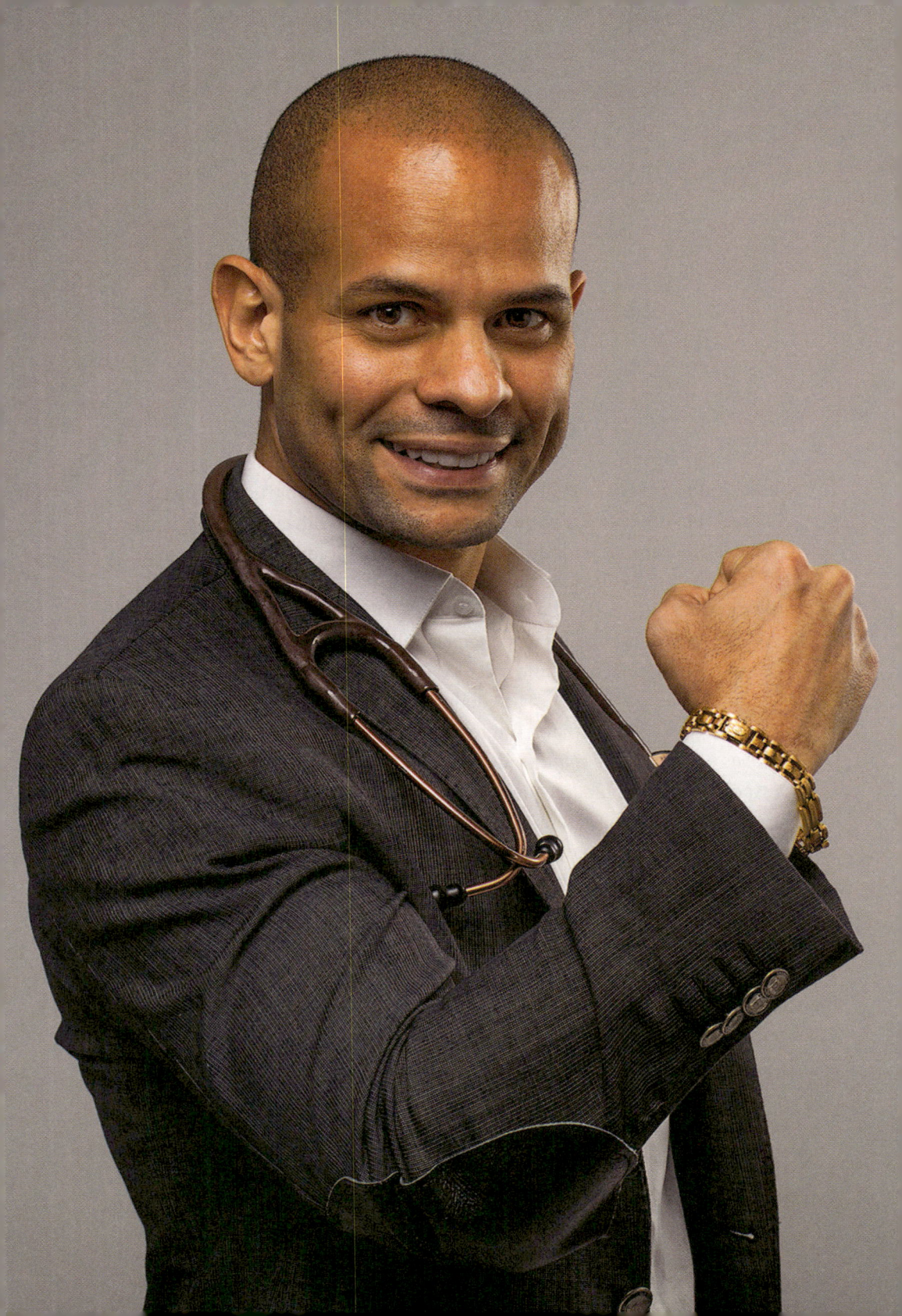

Sumário

INTRODUÇÃO 13
SABIA QUE VOCÊ FOI PROGRAMADO PARA SER OBESO? 15
NUTRIGENÉTICA: QUE O REMÉDIO SEJA SEU ALIMENTO E QUE O SEU ALIMENTO
   SEJA REMÉDIO 33
GORDURA INIMIGA? DOCE ILUSÃO! 43
DIETAS CONTEMPORÂNEAS 55
    Paleo 57
    Low carb 60
    LCHF 62
    Cetogênica 62
    Mediterrânea low carb 63
    Jejum intermitente 63
    Dukan 64
    Atkins 66
GLÚTEN 69
INTESTINO: SUA SAÚDE COMEÇA AQUI 85
INTOLERÂNCIA À LACTOSE 103
MANTENHA-SE EM MOVIMENTO 113
OXIDAÇÃO 133
O PODER DO SOL 149
PREVENÇÃO, DETECÇÃO PRECOCE E TRATAMENTO 161
INFLAMAÇÃO: O BEM QUE VIROU MAL 171
HOMEOSTASE HORMONAL 187
O PODER DO SONO 209
MENTE: SOMOS O QUE COMEMOS, O QUE PENSAMOS QUE SOMOS E O
QUE TRANSMITIMOS 217
ANTIDEPRESSIVOS: MAL MUITAS VEZES DESNECESSÁRIO 229

Introdução

Escrevo esta introdução com a missão de prender você, leitor, por todos os caminhos que se seguem. Este livro apresenta informações que vão decididamente mudar sua vida. Estatisticamente falando, a porcentagem de pessoas que compram livros e passam do primeiro capítulo é de 10%. Minha meta é de que 100% leiam este livro por completo. Isso mesmo: 100 por cento. Você vai mergulhar em uma viagem espetacular de mudança de vida tanto física quanto mental e espiritual. Seus valores serão totalmente reformulados.

Eu vou conseguir minha meta porque querer é poder e eu quero melhorar a sua qualidade de vida como um todo. É importante lembrar que querer só é poder se você agir. E agir é exatamente o que estou fazendo: trazendo informações de ouro que irão mudar sua vida. Se eu quero uma coisa e estou agindo para que essa coisa exista, então eu posso. Eu tenho o poder! Isso você pode utilizar em tudo na sua vida.

Existem quatro pontos atrelados a todos os caminhos da vitória.

O primeiro é querer. Todos os grandes feitos da humanidade começaram como um "Eu quero".

O segundo é agir. Apenas querer não é suficiente. O querer sem a ação é apenas um sonho. Uma boa ideia é apenas uma boa ideia até que alguém a coloque em prática e alcance o objetivo que desejar.

O terceiro é corrigir eventuais falhas. Muitas vezes a sua ação gerou resultados que você não desejava. Você precisa ter a sensibilidade de identificar essas falhas e corrigi-las. Aqui entra uma importante lição: a falha será uma excelente professora. Aprenda com ela!

E o quarto é ser capaz de mudar. Você deve ter flexibilidade para mudar seu comportamento, mesmo que ele tenha sido uma certeza quando você começou o processo. Quer um exemplo bem claro? A Grande Muralha da China começou com apenas uma ideia. Ela iniciou-se após colocarem o primeiro tijolo.

Nossa! A Grande Muralha da China começou apenas com o primeiro tijolo? Aquela mesma muralha que é possível avistar até mesmo de fora do planeta? Isso mesmo. Começou com o primeiro tijolo, como toda grande história de sucesso. Obviamente, surgiram falhas no decorrer da construção, mas elas foram corrigidas e os construtores aprenderam com elas. E ainda, em certo momento, visualizaram que o caminho que a muralha percorreria não era o melhor caminho. Tiverem a flexibilidade de mudar a ideia inicial até conseguirem o que queriam.

Neste momento do livro eu coloco o meu primeiro tijolo e, juntos, vamos construir nossa muralha. Essa muralha será a sua saúde, o seu bem maior.

Seja bem-vindo!

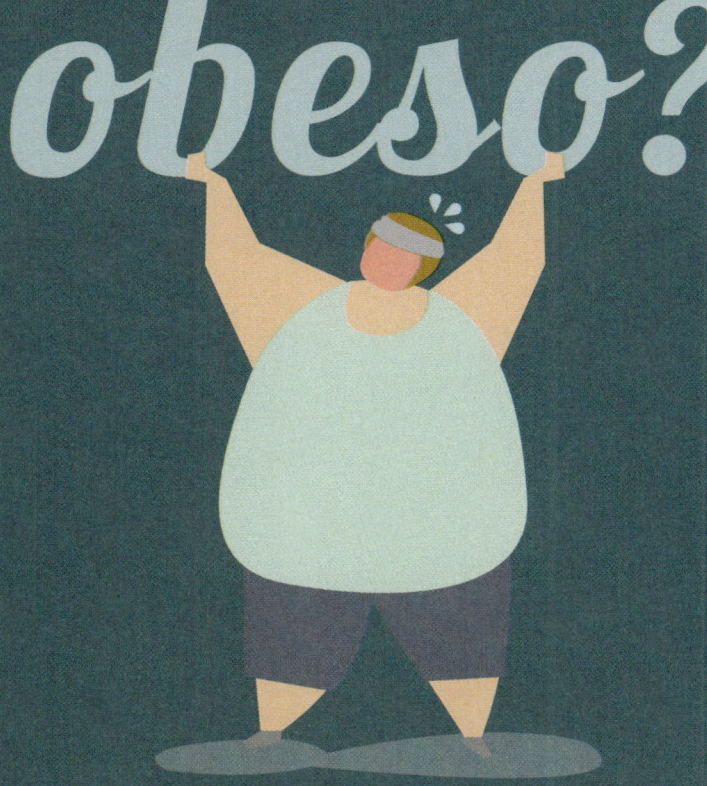

Muitos de vocês se assustaram com esse subtítulo, não é? Infelizmente eu vou ter de dizer que é a mais pura verdade.

O homem paleolítico viveu há mais de 50 mil anos. Naquela época o alimento era escasso, proveniente da caça e de algumas frutas da estação. O animal caçado deveria ser consumido logo, pois não se podia armazenar, obviamente. Muito diferente de hoje, não? Após a refeição, o homem passava por períodos de jejum e não sabia a hora em que conseguiria alimentar-se novamente. Nesse ponto, entram duas excelentes teorias que vou explicar agora.

A primeira teoria é a da insulina. A insulina é o hormônio responsável por retirar a glicose do sangue e encaminhá-la para dentro das células. Ela também é responsável por aumentar os seus depósitos de gordura e impedir a quebra da sua gordura já formada. Vocês já começam a pensar que a insulina, por essas funções, é o grande responsável pela obesidade. Pode ter certeza de que ela é.

Agora pensem comigo:

Os indivíduos primitivos que se mais beneficiariam nessa época seriam, portanto, aqueles que tivessem uma resposta maior da insulina após a refeição, pois acumulariam mais gordura. Como todos sabem, a gordura funciona como uma reserva energética; se o homem não tinha certeza de quando se alimentaria de novo, acumular gordura e aumentar o estoque energético era a melhor estratégia.

Vamos para a segunda teoria, que é a da seleção natural, por meio da qual Charles Darwin, no século XIX, explica que os organismos mais adaptados ao meio têm maiores chances de sobrevivência do que os menos adaptados, deixando, assim, um número maior de descendentes. Assim, os homens que não tinham essa resposta necessária da insulina morriam por não estarem tão adaptados ao meio em que viviam. Comiam e não acumulavam gordura suficiente no corpo, o que os impedia de ficar longos períodos em jejum.

Quais são os homens de hoje, portanto? Exatamente aqueles que tiveram forte resposta de insulina, aqueles que tinham maiores estoques de gordura. É por isso que nós fomos programados geneticamente para sermos gordinhos.

O que acontece é que, atualmente, você não caça para comer. O alimento é abundante e, na maioria das vezes, de péssima qualidade, principalmente, o que chamamos de carboidratos de alto índice glicêmico. Conceitualmente, esses carboidratos causam alta resposta da insulina. Por seleção natural, temos uma resposta forte da insulina e ainda inundamos nosso corpo com esses carboidratos. O resultado final não poderia ser outro. O que antes foi a salvação da nossa espécie é, hoje, o grande responsável pela maior doença do nosso século: a obesidade e suas consequências. A obesidade vem aumentando no mundo todo.

Por meio do cálculo de IMC – Índice de Massa Corporal –, podemos identificar se o indivíduo está abaixo ou acima do peso e até mesmo obeso.

$$IMC = \frac{peso}{altura \times altura}$$

Exemplo: Imagine um indivíduo de 1,70 de altura e 100 kg. A equação seria:

$$IMC = \frac{100}{1,7 \times 1,7}$$

$$IMC = \frac{100}{2,89}$$

$$IMC = 34,6$$

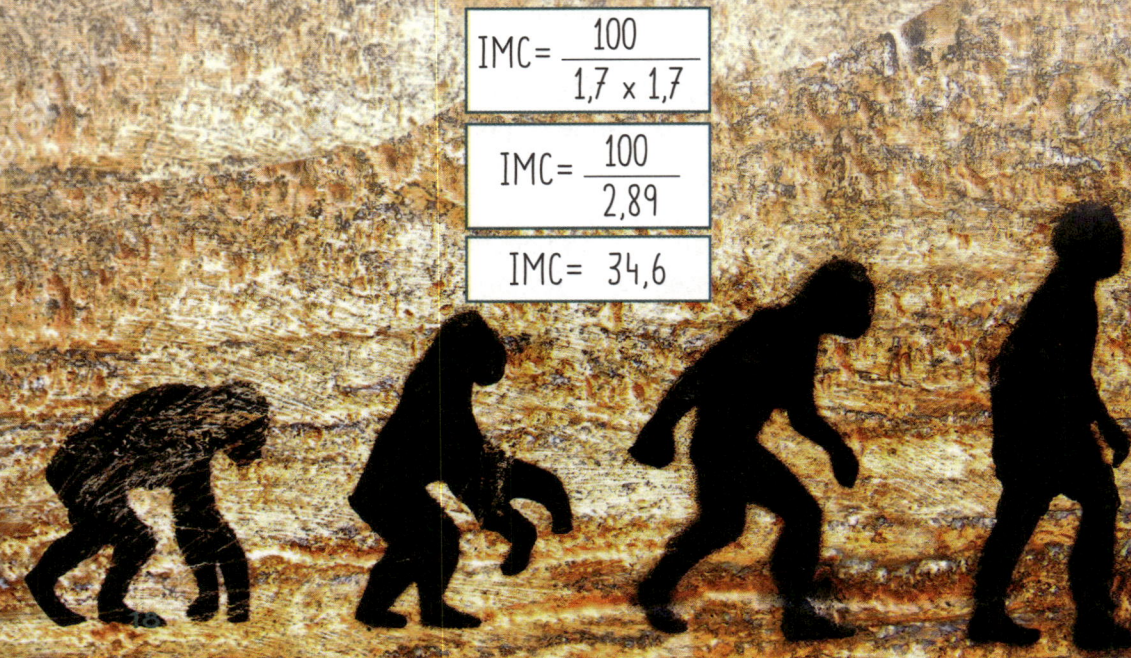

De acordo com a tabela abaixo, o valor de 34,6 equivale à obesidade grau I.

RESULTADO	Situação
Abaixo de 17	Muito abaixo do peso
Entre 18 e 18,49	Abaixo do peso
Entre 18,5 e 24,99	Peso normal
Entre 25 e 29,99	Acima do peso
Entre 30 e 34,99	Obesidade I
Entre 35 e 39,99	Obesidade II (severa)
Acima de 40	Obesidade III (mórbida)

A obesidade é apontada pela OMS (Organização Mundial da Saúde) como um dos maiores problemas de saúde no mundo. A projeção é de que, em 2025, haja 2,3 bilhões de pessoas com sobrepeso e mais de 700 milhões de obesos, sem que nenhuma atitude seja tomada.

No Brasil, 56,9% das pessoas com mais de 18 anos estão com excesso de peso, ou seja, têm IMC igual ou superior a 25. Além disso, 20,8% das pessoas são classificadas como obesas por terem IMC igual ou maior a 30. O levantamento indica prevalência levemente maior do excesso de peso nas mulheres do que nos homens. Os dados são da PNS (Pesquisa Nacional de Saúde), feita pelo IBGE (Instituto Brasileiro de Geografia e Estatística).

É importante lembrar que o aumento foi proporcionalmente maior na região Nordeste do que no Sul e no Sudeste. As classes menos favorecidas tiveram aumento significativamente maior dos casos de sobrepeso e obesidade.

Sabe-se que a obesidade é um fator de risco importante para doenças como hipertensão arterial, diabetes tipo 2, infarto agudo do miocárdio, acidente vascular cerebral e muitas outras doenças. O Ministério da Saúde do Brasil aponta as doenças cardiovasculares como principal causa de mortalidade e que a prevenção da obesidade poderia levar à redução de mais de 30% de sua incidência.

O grande problema com a obesidade é que ela é multifatorial, ou seja, vários fatores colaboram em conjunto para o seu surgimento. Vou destacar alguns:

Contribuição do ambiente

Atualmente, o ambiente é um fator importante pró-obesidade. Hoje somos mais sedentários. As facilidades trazidas pela tecnologia nos deixam cada vez menos ativos. Associe isso ao aumento de ingestão calórica, principalmente de alimentos de baixa qualidade. Você pode engordar tanto por comer mais quanto por gastar menos energia. O gasto energético diário pode ser dividido da seguinte forma: taxa metabólica basal (de 60% a 70% do gasto), termogênese induzida pela alimentação (de 5% a 10% do gasto) e atividade física (de 20% a 30% do gasto).

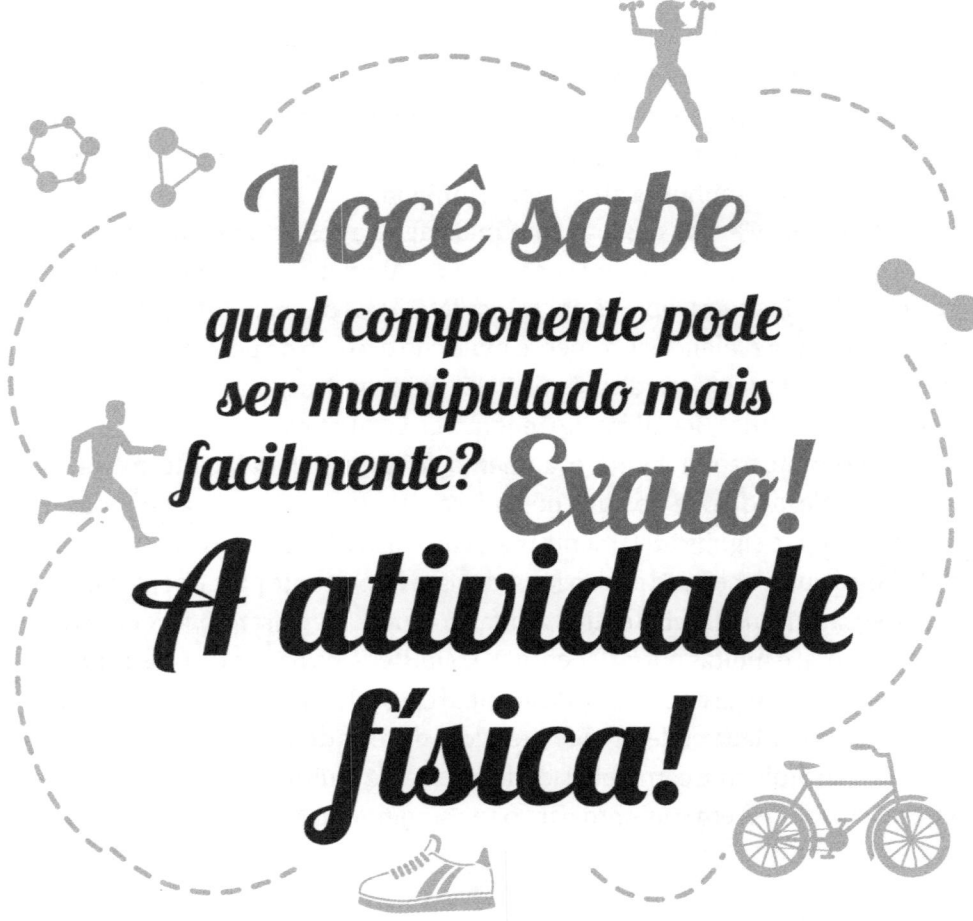

Você sabe qual componente pode ser manipulado mais facilmente? Exato! A atividade física!

Obesidade nos mais pobres

Há décadas, quando se via um indivíduo engordar, já falavam que ele estava ficando rico. A gordura estava atrelada à fartura de alimentos. Hoje isso é muito diferente. A obesidade é maior nas classes menos favorecidas da sociedade, e isso se deve ao fato de o alimento mais barato no supermercado ser justamente o de alto teor glicêmico, como açúcar, biscoitos, carboidratos processados em geral. São alimentos muito calóricos, que causam baixa saciedade, são de alta absorção e aumentam muito a insulina. Quanto mais aumenta a insulina, mais nosso organismo entende que é para estocar energia em forma de gordura. Esses alimentos ruins têm substâncias que são consideradas exorfinas — substâncias semelhantes às endorfinas (neurotransmissor do prazer), produzidas em nosso corpo. Por isso a ingestão desses alimentos ocasiona uma sensação momentânea de bem-estar, o que favorece o consumo futuro desses alimentos.

Hábitos ruins

Um padrão muito visto hoje é a diminuição das refeições que são feitas em casa. Com isso, a opção pelas chamadas *fast-foods* aumenta, trazendo consigo maior tendência à obesidade. Outro fator importante é que comemos cada vez mais rapidamente. Existem dois hormônios que são responsáveis pela fome e pela saciedade, respectivamente: a Grelina e a Leptina. Quando você come, os níveis de leptina começam a subir gradativamente, aumentando a sensação de saciedade. Se você come rápido demais, não há tempo necessário para esse hormônio agir. O resultado é que você vai comer mais.

Causa genética

A genética tem fator determinante sobre o ganho de peso. O risco de obesidade quando nenhum dos pais é obeso é de 9%. Quando um dos pais é obeso, o risco sobe para 50%. Quando os dois são obesos, o risco atinge níveis de 80%. O meio torna-se muito influente em indivíduos predispostos.

Vou dar um exemplo bem conhecido. É o caso dos índios Pima, que vivem no norte do México e no sul do Arizona (Estados Unidos). A incorporação do estilo de vida dos americanos (dieta rica em alimentos de péssima qualidade e sedentarismo) levou a uma epidemia de diabetes e obesidade que afetou mais de 80% dessa população. No entanto, os índios Pima, que continuaram no ambiente primitivo, sem acesso a esse estilo de vida obesogênico (estilo de vida com alimentação ruim e sedentarismo que favorece a obesidade), não tiveram aumento nos quadros de obesidade e diabetes.

Isso é mais uma prova da influência genética no ganho de peso descontrolado da população geneticamente predisposta. Lembrando que muito da obesidade tem origem além dos genes. Isso é o que chamamos de epigenética, que significa transmitir características, como hábitos ruins, para os descendentes por mecanismos não genéticos. Esse tema será mais bem abordado no próximo capítulo. Você também pode transmitir hábitos ruins aos seus descendentes. Se você tem o hábito de comer *fast-foods*, por exemplo, provavelmente eles vão adquirir essa vontade. Aí está mais um motivo para manter bons hábitos.

Estresse e aumento do apetite

O estresse é mediado por um hormônio da glândula suprarrenal chamado cortisol. O excesso de produção desse hormônio, consequentemente, aumenta a produção de endocanabinoides, que levam o indivíduo a buscar alimentos hipercalóricos.

Quando falo em endocanabinoides, muitos vão fazer associação com a Cannabis sativa (maconha). Os efeitos psicotrópicos da maconha se devem a componentes chamados canabinoides. Muitos já ouviram relatos sobre os usuários de maconha apresentarem apetite aumentado. Isso se deve à ativação dos receptores canabinoides. Já os endocanabinoides são substâncias produzidas pelo corpo que agem no mesmo receptor da maconha, sendo responsáveis pelo aumento da fome.

Medicamentos

Várias drogas utilizadas para outras patologias estão associadas a ganho de peso:

- Antidepressivos, como imipramina, paroxetina, amitripilina e mirtazapina.
- Antipsicóticos atípicos, como clozapina, clorpromazina, olanzapina, queriapina e risperidona.
- Estabilizadores de humor e anticonvulsivantes, como valproato de sódio, carbonato de lítio, gabapentina.
- Drogas para baixar a glicemia, como glimepirina, gliclazida, glibenclamida, tolbutamida, pioglitazona, glipizida, nateglinida e sitagliptina.
- Corticosteroides.
- Insulina.
- Benzodiazepínicos, como diazepan, alprazolam e flurazepan.
- Anti-hipertensivos.
- Betabloqueadores anti-histamínimos (antialérgicos) mais potentes.

Seria interessante você procurar, com seu médico, alternativas para o seu tratamento – se possível, drogas que não influenciem o aumento de peso. O curioso é que a obesidade aumenta o risco de diabetes e hipertensão. Não acho muito lógico o uso de uma droga para combater a hipertensão ou diabetes que aumente o peso.

Redução de sono e da produção de melatonina

Sempre notei um fato curioso nos hospitais em que eu trabalhava. Via que os funcionários que trabalhavam em plantão noturno eram mais gordos do que os que preferiam o dia para trabalhar. Fui atrás da resposta e encontrei tudo com base na fisiologia.

Muitos estudos mostram que quanto mais você dorme à noite, menos você engorda. Sua fome é regulada por dois hormônios: grelina (hormônio da fome) e leptina (hormônio da saciedade). A privação do sono leva ao aumento da grelina e à diminuição da leptina.

Existe um hormônio que é secretado pela glândula pineal na ausência de luz, durante o sono, chamado melatonina. Aí entra o que sempre oriento: durma em ambiente completamente escuro. A televisão ligada no seu quarto diminui muito a produção da melatonina. Fique esperto. A melatonina tem importante papel no controle do peso. Esse hormônio é responsável pela adequada ação da insulina. Sabemos que uma ação ruim da insulina (resistência à insulina) é responsável pelo ganho de peso.

Disruptores endócrinos

Aquela embalagem plástica que você aquece no micro-ondas está engordando você. Ao ser aquecido, o plástico lança no alimento essas substâncias tóxicas (disruptores endócrinos).

A água que você bebe também pode estar contaminada com esses disruptores endócrinos. Sabia disso? Aí você pode falar: "Doutor, eu consumo água em garrafa plástica, mas não aqueço essa embalagem". Existe um detalhe que faz toda a diferença. Essa água em embalagem plástica foi transportada em caminhões, exposta por longo período ao calor do sol. O aquecimento dessa garrafa durante o percurso já ocasiona a liberação de substâncias tóxicas na água. Está explicado. Você está consumindo uma água contaminada, e isso pode estar contribuindo para o seu aumento de peso. Aposto que você nunca havia pensado nisso.

Disruptores endócrinos são, especificamente, substâncias encontradas em embalagens plásticas que interferem na sua função hormonal. Eles se ligam a receptores específicos, levando à proliferação dos adipócitos (células de gordura).

Obesidade de origem infecciosa

Cerca de 30% dos obesos do mundo estão infectados pelo adenovírus 36. Essa pode ser uma das principais causas do aumento da obesidade nos últimos 30 anos. Fato interessante é observado em gêmeos. Os gêmeos infectados apresentam peso maior do que os gêmeos não infectados, o que prova a contribuição do vírus na obesidade. A mudança da flora intestinal, com diminuição dos lactobacilos e crescimento de bactérias patogênicas, é outro fator que influencia a obesidade. Explicarei melhor esse aspecto no capítulo Intestino.

Gravidez tardia

Quanto mais tarde uma mulher engravidar, maior será a chance de ela ter filho com obesidade. Cada cinco anos que a mulher retarda para engravidar aumentam em 15% o risco de um descendente obeso. Hoje o que vemos são as mulheres que engravidam cada vez mais tarde. Esse é mais um fator que contribui para o aumento dos casos de obesidade.

Poluição

Quem poderia imaginar que a poluição do ar favorece o surgimento de obesidade? Você agora deve estar fazendo uma analogia. Nosso índice de poluição está crescendo cada vez mais. Com isso, a chance de sermos obesos também aumenta. Estudos mostram que crianças que vivem em cidades mais poluídas apresentam probabilidade maior de sobrepeso e obesidade.

Alguns alimentos, como as bagas, podem ser utilizados no combate à obesidade. Exemplos de bagas são: framboesa, gojiberry, cranberry, mirtilo, morango, groselha, cereja e amora. São alimentos ricos em substâncias chamadas antocianinas, que ajudam a combater os danos ocasionados pelo excesso de peso.

As antocianinas são compostos que dão cor vermelha, azul ou roxa às bagas. Pesquisas mostram que a mistura de bagas pode reduzir o tamanho das células de gordura. Elas são responsáveis por transformar nosso tecido adiposo branco em tecido adiposo bege. Esse tecido adiposo bege aumenta a termogênese, fato que leva a maior queima de gordura, diminui a inflamação crônica e combate a resistência à insulina, passo fundamental para o controle da obesidade.

Outro efeito benéfico das bagas é que elas promovem o aumento da AMPK, que é o regulador energético da longevidade. Está associada ao metabolismo celular juvenil, que confere maior queima de gordura, limpeza intracelular de escórias metabólicas e redução da produção de açúcar. Posteriormente, vou falar sobre as vantagens para a saúde de ter boas bactérias no intestino. As bagas promovem o crescimento de boas bactérias em todo o trato intestinal. Quando o seu intestino está rico em bactérias ruins, parte dessas bactérias entra na circulação, provocando inflamação em todo o corpo. Esse é mais um efeito evitado pelas bagas. Outro estudo mostrou que as bagas diminuíram a circunferência abdominal dos adultos, além de diminuir o colesterol total e aumentar o tamanho das partículas do colesterol ruim (LDL). Quanto maior a partícula do LDL, menor é o risco de doença cardiovascular. O consumo de uma baga, em especial do mirtilo, restaura a estrutura normal da parede dos vasos, garantindo maior flexibilidade vascular e impedindo que as células inflamatórias se liguem à parede dos vasos. Esse é um importante efeito que sugere que o mirtilo reduz a tendência de formar placas que entopem as artérias.

Agora de nada adianta o consumo das bagas se a sua alimentação é constituída de hambúrgueres, frituras e doces, pois, nesse caso, elas só vão atenuar o efeito nocivo desse tipo de alimentação. Repito: atenuar, mas não anular. Outro ponto é que não devemos consumir todas as bagas do mundo, pois haveria efeito contrário. Engordaríamos pelo excesso de consumo de frutose. Uma excelente alternativa a isso é utilizar o extrato de bagas em cápsulas.

Vamos continuar falando sobre a obesidade e, agora, vamos ao ponto cronológico de início. Os adultos geralmente começam a engordar na infância. Por isso, vou falar agora de um tema que precisa ser revertido.

A obesidade infantil

Grande problema encontrado nos dias atuais, com aumento progressivo de incidência, principalmente entre os países menos desenvolvidos e as classes menos favorecidas financeiramente. Pode ser considerada a doença mais prevalente nas crianças.

Curiosamente, baixo peso ao nascer é fator de risco para a obesidade no futuro. Crianças que nascem acima do peso também têm maior risco de obesidade. Meninas com menarca na idade de 11 anos ou menos têm mais chance de ser obesas. No adulto, a classificação é baseada no IMC, como explicado anteriormente. Na criança, por causa das variações no crescimento, a obesidade é calculada com o IMC específico para a idade.

A International Obesity Task Force define sobrepeso para um valor situado na curva de percentil de índice de massa corpórea entre 85% e 95% e obesidade acima de 95%.

Grande parte dos pais não reconhece o excesso de peso dos filhos e tem uma percepção errada do que é alimentação saudável. O risco de obesidade quando nenhum dos pais é obeso é de 9%. Quando um dos pais é obeso, esse risco sobe para 50%. Quando ambos os pais são obesos, o risco alcança assustadores 80% de chance de o filho ser obeso. Crianças obesas têm maior risco de desenvolver distúrbio de comportamento alimentar na adolescência e no início da vida adulta. A probabilidade de que uma criança obesa permaneça obesa na idade adulta varia de 20% a 50% antes da puberdade e de 50% a 70% após a puberdade.

A obesidade é um problema de saúde pública, e diversas doenças podem surgir logo na infância, como dislipidemia, diabetes, problemas articulares e impacto negativo na autoestima, principalmente em crianças do sexo feminino. Falando em dislipidemia, dois distúrbios lipídicos mais encontrados nas crianças obesas são colesterol HDL baixo e triglicérides elevados.

A incidência dos casos de diabetes no Brasil tem crescido, e esse aumento pode estar relacionado ao aumento do número de crianças obesas.

Uma criança com obesidade infantil tem quatro vezes mais chance de desenvolver diabetes tipo 2 do que as crianças sem sobrepeso.

O crescimento da circunferência abdominal é um parâmetro importante para relacionar-se com risco metabólico. As doenças cardiovasculares comumente ocorrem décadas mais tarde, porém os fatores de risco surgem na infância. Pesquisas recentes mostram que a doença aterosclerótica se inicia na infância e na adolescência.

Os hábitos ruins dos pais são copiados pelas crianças. Muitos pais têm péssimos hábitos alimentares, como comer doces, mas falam para as crianças comerem alimentos saudáveis. Isso não adianta. A criança vai copiar o hábito ruim do pai, independentemente do que o pai venha a falar. O velho ditado "faça o que eu falo, e não o que eu faço" não funciona aqui, pois nessa fase, a criança está muito atenta à linguagem não verbal. A boa notícia é que os bons hábitos também são facilmente copiados pelas crianças. Se os pais têm o costume de ingerir frutas e saladas, a criança também seguirá essas opções alimentares.

A importância dos pais no tratamento da obesidade é fundamental, visto que eles são exemplos para as crianças. Os pais devem estimular e participar de atividades que envolvam gasto energético, orientar sobre uma alimentação saudável e restringir o tempo que as crianças ficam em frente às telas.

Algumas pesquisas mostram que as refeições acompanhadas dos pais têm um fator protetor contra a obesidade. O grande problema são os lanches em frente às telas de TV, video game etc.

Um estudo publicado na universidade do Texas mostrou que as crianças ganham mais peso nos períodos de férias do que no período escolar. Isso se deve ao aumento do consumo de refeições tipo *fast-food*, refrigerantes e doces. Essa é a dupla perfeita para o surgimento da obesidade. As crianças estão cada vez mais sedentárias e com consumo cada vez maior de alimentos ruins. As propagandas das chamadas *junk foods* influenciam hábitos ruins nas crianças. Muitos especialistas acham que medidas severas devem ser tomadas, como taxar esses alimentos ruins e até restringir a publicidade.

Outro ponto importante é o efeito protetor da amamentação no quesito obesidade. Estudos mostram que a maioria das crianças obesas deixou de consumir leite materno antes dos 6 meses de idade. Uma das explicações para isso é de que o leite materno contém leptina. A leptina é o hormônio responsável pela saciedade e tem efeito antiobesidade. Outro fator é que, durante a amamentação, quando a criança está satisfeita, ela simplesmente para de se alimentar. Situação contrária acontece com as fórmulas infantis, pois o adulto só para de oferecer o alimento quando acaba o conteúdo da mamadeira.

Algumas medidas interessantes podem ser tomadas pelos pais no combate ao ganho de peso:

- Estimular brincadeiras que gerem gasto energético pelo menos 1 hora por dia. Redução do uso de telas para menos de 1 hora por dia (somados computador, tablet, celular e video game estático).
- Levar as crianças ao supermercado e ensinar, de maneira lúdica, o que são alimentos saudáveis. Cozinhar junto com as crianças.
- Estabelecer limites. Não é um bom caminho deixar o filho comer qualquer coisa, porém deve-se ter muito cuidado para não ser muito rígido, fato que pode desencadear problemas psicológicos futuros.
- Fazer intervenções mais enérgicas caso a mudança de estilo de vida (hábitos alimentares e prática de atividade física) não tenha resultado. Essas intervenções podem ser medicamentos antiobesidade. É importante lembrar que os medicamentos utilizados no tratamento da obesidade devem ser utilizados sempre associados a mudanças no estilo de vida, e nunca isoladamente.

Vamos falar agora das dificuldades que as pessoas têm para emagrecer.

As dificuldades estão associadas a hábitos. As pessoas estão habituadas a ter uma alimentação ruim. *Ah! Doutor, mas é óbvio que os hábitos ruins estão associados à obesidade.* Mas não é tão simples assim.

Seu cérebro funciona preferencialmente para economizar energia, e ele tenta automatizar algumas ações. Um exemplo bem claro: imagine uma pessoa que chega de um trabalho estressante e tem o hábito de sentar-se no sofá e consumir uma garrafa de cerveja, para aliviar o estresse. Com o passar dos dias, o cérebro habitua-se a esse ritual.

Para mudar esse quadro, você tem de entender que o hábito é composto de três fases: gatilho, rotina e recompensa. Vou explicar melhor. Você se sentou no sofá, e isso é um gatilho para disparar a vontade de consumir cerveja. A vontade vai gerar a rotina do consumo. O consumo, por sua vez, é a recompensa, aquela sensação de bem-estar e diminuição da ansiedade após a ingestão alcoólica. Quando você entende as fases que compõem o hábito, tem as ferramentas necessárias para quebrar essa rotina. O passo inicial é impedir o gatilho. No exemplo em que dei, seria evitar chegar do trabalho e ir para o sofá. Em vez disso, poderia sentar-se em uma cadeira e ler um livro. Pronto: você mudou o gatilho. Você pode associar essa leitura a uma alimentação saudável, para ajudar. No início, vai ser um pouco difícil, mas é aí que está surgindo um novo gatilho, um gatilho saudável, que é sentar-se na cadeira, ler um livro e ingerir uma alimentação saudável.

Com o tempo, essa alimentação vai virar rotina. A rotina saudável vai trazer também uma nova recompensa: você vai emagrecer, melhorar sua disposição e sua autoestima, entre vários outros benefícios.

Daniel Kaneman, um grande psicólogo vencedor do Prêmio Nobel, lançou uma teoria fantástica que intitulou o livro chamado *Rápido e devagar. Duas formas de pensar*. Segundo essa teoria, você teria uma forma de pensar "rápida", que seria aquela intuitiva, e outra "lenta", em que você pensa antes de tomar a decisão. O pensamento rápido, se usarmos o exemplo anterior, é você sentar-se no sofá. Você se sentou e o cérebro economizou energia para chegar ao objetivo de forma rápida. Pelo pensamento lento, você se senta no sofá e pensa "se eu ingerir bebida alcoólica, vou engordar e minha saúde vai piorar". Então você analisa a situação e diz: "Não vou fazer isso".

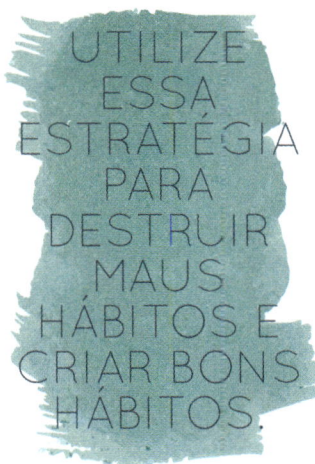

UTILIZE ESSA ESTRATÉGIA PARA DESTRUIR MAUS HÁBITOS E CRIAR BONS HÁBITOS.

Para finalizar este capítulo, vou relatar uma grande barreira que as pessoas vão enfrentar durante o processo de emagrecimento. Muitas pessoas, inclusive as que amam você, vão dificultar o seu processo com frases como: você já está magro demais; você não combina com estar magro; para que tanta dedicação etc. Esse é um momento oportuno para eu falar para você sobre uma fábula de Esopo, chamada "A raposa e as uvas".

"Uma raposa, morta de fome depois de um jejum não intencional, viu, ao passar diante de um pomar, penduradas nas ramas de uma viçosa videira, alguns cachos de exuberantes uvas maduras. Não pensou duas vezes e, depois de certificar-se de que o caminho estava livre de intrusos, resolveu colher o alimento. Para isso, não poupou esforços e, usando os seus dotes, conhecimentos e artifícios, resolveu pegá-las. Embora fora do seu alcance, não desistiu sem antes tentar de todas as formas. Desolada, cansada, faminta e frustrada com o insucesso de sua empreitada, suspirando, deu de ombros e, finalmente, deu-se por vencida. Por fim, deu meia volta e foi embora. Apesar de desapontada com seu fracasso, ainda assim saiu consolando a si mesma e disse: 'na verdade, olhando agora com mais atenção, percebo que as uvas estão todas verdes, como imaginei a princípio...'".

É exatamente o que acontece. O seu processo de emagrecimento incomoda a todos que não conseguiram emagrecer. Então, elas simplesmente tentam colocar defeitos, como se o seu processo de emagrecimento fossem uvas verdes.

Depois de minha explicação, tenho certeza de que, definitivamente, não vão conseguir fazer isso com você.

Referências

ANHE, F.F.; VARIN, T.V.; LE BARZ, M. et al. Arctic berry extracts target the gut-liver axis to alleviate metabolic endotoxaemia, insulin resistance and hepatic steatosis in diet-induced obese mice. *Diabetologia*. 2018 Apr;61(4):919-31.

BASU, A; BETTS, N.M.; NGUYEN, A. et al. Freeze-dried strawberries lower serum cholesterol and lipid peroxidation in adults with abdominal adiposity and elevated serum lipids. *J Nutr.* 2014 Jun;144(6):830-7.

BHARAT, D.; CAVALCANTI, R.R.M.; PETERSEN, C. et al. blueberry metabolites attenuate lipotoxicity-induced endothelial dysfunction. *Mol Nutr Food Res.* 2018 Jan;62(2).

CUTLER, BR; GHOLAMI, S.; CHUA, J.S. et al. Blueberry metabolites restore cell surface glycosaminoglycans and attenuate endothelial inflammation in diabetic human aortic endothelial cells. *Int J Cardiol.* 2018 Jun 15;261:155-8.

DIRETRIZES BRASILEIRAS DE OBESIDADE 2016. Disponível em: http://www.abeso.org.br/uploads/downloads/92/57fccc403e5da.pdf

DUHHIGG, Charles. O poder do hábito.

GALANI C.; SCHNEIDER, H. *Prevention and treatment of obesity with lifestyle interventions*: review and meta-analysis. Int J Public Health 2007; 52: 348-59.

GUGLIELMI, V.; MARESCA, L.; D'ADAMO, M. et al. *Age-related different relationships between ectopic adipose tissues and measures of central obesity in sedentary subjects*. PLoS One. 2014;9(7):e103381.

HALPERN, A.; MANCINI, M.C.; Magalhães, M.E. et al. *Metabolic syndrome, dyslipidemia, hypertension and type 2 diabetes in youth*: from diagnosis to treatment. Diabetol Metab Syndr. 2010;2:55.

KANEMAN, Daniel *Rápido e devagar – Duas formas de pensar*.

POOBALAN, A.S.; AUCOTT, L.S.; SMITH, W.C.S. et al. Long-term weight loss effects on all-cause mortality in overweight/obese populations. *Obes Rev* 2007;8:503-13.

WORMSER D.; KAPTOGE, S. et al. *Separate and combined associations of body-mass index and abdominal adiposity with cardiovascular disease*: collaborative analysis of 58 prospective studies. Lancet 2011; 377: 1085-95.

WORLD HEALTH ORGANIZATION. *Obesity*: preventing and managing the global epidemic. Report of a World Health Organization Consultation. Geneva: World Health Organization, 200c. p. 256.

WHO Obesity Technical Report Series, n. 284.

XING, T.; KANG, Y.; XU, X. et al. Raspberry supplementation improves insulin signaling and promotes brown-like adipocyte development in white adipose tissue of obese mice. *Mol Nutr Food Res.* 2013 Mar;62(5).

ZOU, T.; WANG, B.; YANG, Q. et al. Raspberry promotes brown and beige adipocyte development in mice fed high-fat diet through activation of AMP-activated protein kinase (AMPK) alpha1. *J Nutr Biochem.* 2018 May;55:157-64.

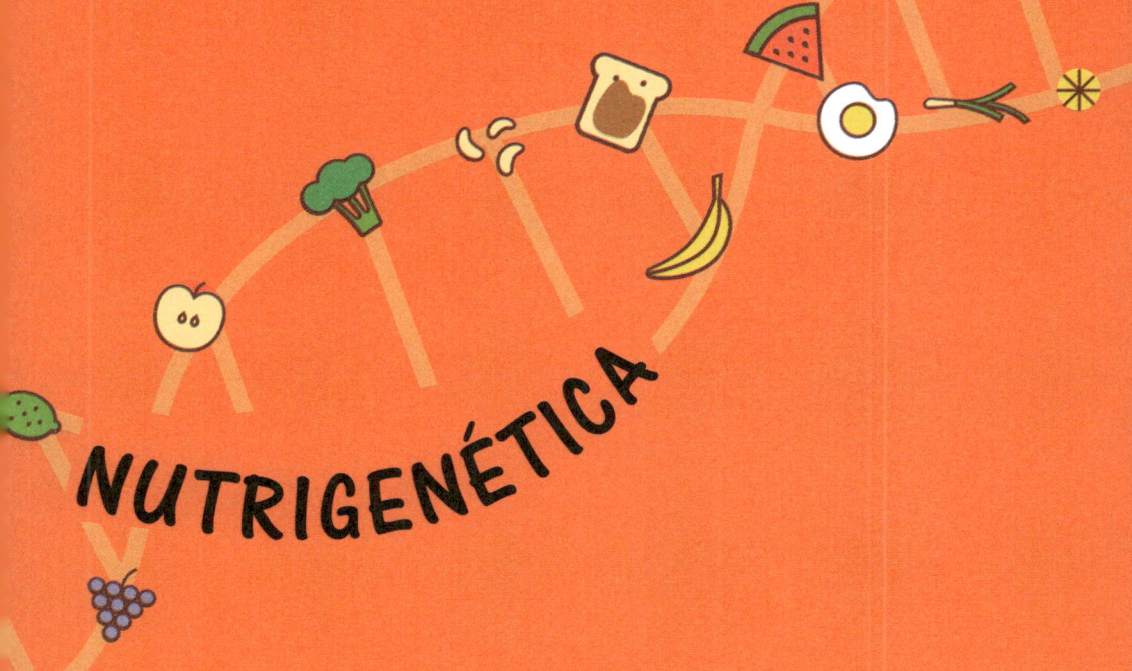

NUTRIGENÉTICA

A ciência que estuda a relação entre alimento e saúde em um nível molecular.

"Que seu remédio seja seu alimento e que seu alimento seja seu remédio".
Hipócrates

Como nós determinamos o que um ser vivo "deve" comer?

Com o que você alimentaria um leão? CARNE, obviamente.

Mas por que eles "deveriam" comer carne? Como nós determinamos o que um ser vivo deveria comer?

Sabemos que os leões são predadores: caçam e comem animais há centenas de milhares de anos. Isso moldou a evolução dos leões, e sua constituição genética esculpiu suas garras, seus dentes e seu trato digestivo para processar carnes e gorduras. Ou seja, toda a genética leonina espera que a dieta se baseie única e exclusivamente de carne crua. Qualquer coisa fora disso pode adoecê-lo ou até matá-lo.

Isso vale para todos os animais, inclusive nós, humanos.

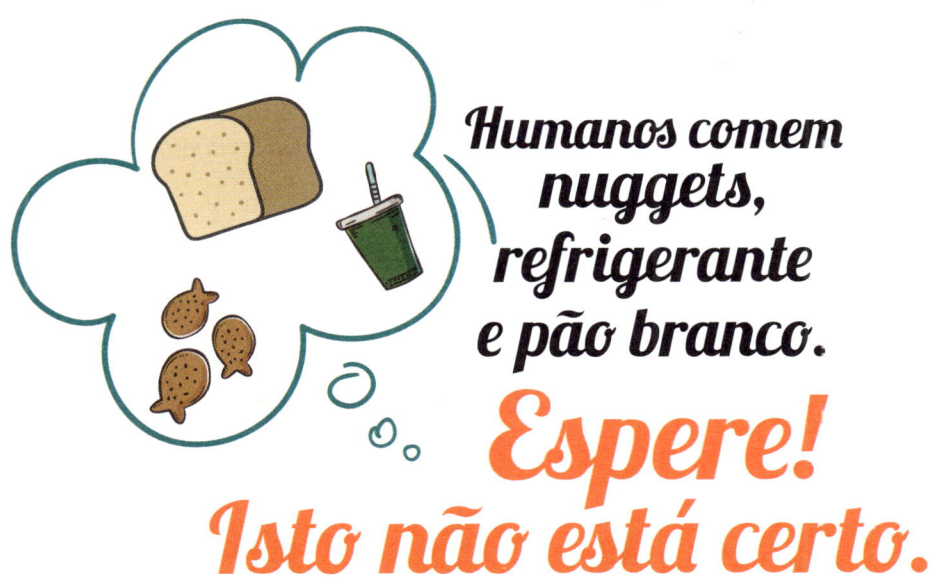

Habitamos a Terra há bem menos tempo, mas já estamos aqui há uns bons duzentos mil anos, e nossos ancestrais, há milhões de anos. E, por uns bons 190 mil desses anos, éramos caçadores-coletores, vivendo da terra e caçando animais. Não podemos saber exatamente o que nossos ancestrais paleolíticos comiam no dia a dia, mas com certeza sabemos o que eles **não comiam**: glúten, açúcar refinado e óleos vegetais processados.

O que nos diferencia do restante dos animais é que nós não nos limitamos a uma única fonte de alimento, como o leão com a carne. Nós diversificamos, e isso torna difícil especificar uma dieta evolutiva dos seres humanos. As ferramentas que temos é justamente saber o que não existia na alimentação humana durante tanto tempo.

Eis o que sabemos:

Alimentos com glúten, como o trigo, não eram disponíveis até o desenvolvimento da agricultura, cerca de 10 mil anos atrás.

O açúcar passou a ser consumido com mais facilidade a partir do século XVII, mas teve aumento muito significativo nos últimos 60 anos. Seu consumo aumentou em mais de 500% nos últimos 60 anos e trouxe com ele inúmeras doenças.

Alimentos processados só foram disponibilizados nos últimos 100 anos. Hoje, as pessoas são mais obesas, mais diabéticas e têm mais câncer e doença cardíaca do que as pessoas que viviam 100 anos atrás, mesmo quando você leva em conta as diferenças de expectativa de vida. No que diz respeito às doenças causadas pela má alimentação, é esse o resultado, ainda que a Medicina se modernize todos os dias. A maioria dessas doenças, se não todas, é diretamente atribuída ao nosso estilo de vida e dieta modernos.

Se você aceita que a biologia dos animais, como os leões, funciona melhor com as dietas ancestrais e evolutivas deles, o mesmo não seria provavelmente verdadeiro para os humanos?

> **NÃO DEVERÍAMOS OLHAR COM MAIS CUIDADO, DE FORMA UM POUCO MAIS CÉTICA, PARA AS COMIDAS QUE PASSARAM A ESTAR DISPONÍVEIS PARA OS SERES HUMANOS APENAS NOS ÚLTIMOS 10.000, 1.000 E 100 ANOS?**
> E, QUEM SABE, CARNES, PEIXES, AVES, NOZES E SEMENTES, FRUTAS, RAÍZES E TUBÉRCULOS QUE ESTAVAM DISPONÍVEIS PARA OS CAÇADORES-COLETORES POR MILHÕES DE ANOS POSSAM, NA VERDADE, SER O MELHOR PARA NÓS?

As coisas que comemos, a quantidade de sono que temos, nossos níveis de estresse, quanto nos exercitamos, se nos expomos ou não à luz solar – todos esses fatores ambientais podem estimular nossa genética para melhor ou para pior. Quando os humanos começaram a divergir do estilo de vida de seus ancestrais caçadores-coletores, sua saúde sofreu. Quando os alimentos industrialmente processados passaram a substituir nossa comida natural, a saúde sofreu mais ainda.

Hoje, as pessoas obtêm a maior parte de suas calorias de grãos refinados, açúcar e óleos vegetais. Sujeitam-se a estresses crônicos, levam vidas sedentárias, trabalham em empregos que odeiam e vivem em ambientes fechados. Hoje, as pessoas têm mais diabetes, doença cardíaca, câncer e obesidade do que antes.

Nossos genes certamente "pensam" que nós ainda estamos caçando e coletando, pois eles pouco mudaram nos últimos 10 mil anos. Nossos genes esperam por certas coisas, certos alimentos, certos níveis de atividade, quantidade de sono. Eles funcionam melhor quando expostos a condições iguais ou similares àquelas com as quais evoluíram.

Todos os seres vivos têm um material genético, o DNA, que carrega informações sobre todas as nossas características físicas, inclusive a predisposição a doenças. Desde que foi possível compreender toda a sequência de DNA, os cientistas conseguiram entender como algumas doenças são causadas e atuam em nível genético. Muitas dessas mutações – que é como chamamos quando uma sequência de DNA não segue um padrão – ocorrem em locais importantes do genoma e alteram as características de cada um.

A relação entre alimentação e doença já é descrita ao longo da história. O médico grego Hipócrates (aproximadamente 460 a.C.- 377 a.C.), conhecido como o pai da Medicina, é o autor da célebre frase: "Que seu remédio seja seu alimento e que seu alimento seja seu remédio".

SAÚDE ALÉM DO TEMPO

O que são a Nutrigenética, a Nutrigenômica e a Epigenética?

Imagina a seguinte situação:

Você entra no consultório de um nutricionista e se queixa de não saber como e o que comer para ter uma vida saudável, para emagrecer, até mesmo para criar massa. Analisando a situação, o profissional faz algumas perguntas e recomenda que seja feito um teste genético, que informará quais alimentos são ideais e quais devem ser eliminados da sua dieta.

Parece loucura, mas isso já é possível graças aos avanços na área da Biologia Molecular e das ciências aplicadas à Nutrição.

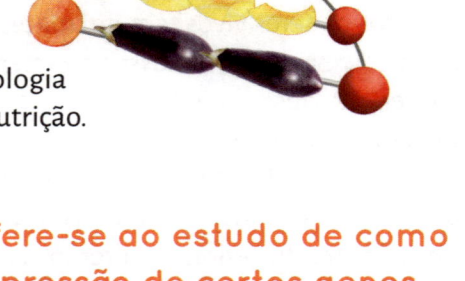

O termo nutrigenômica refere-se ao estudo de como os nutrientes afetam a expressão de certos genes.

Nutrientes ▶ GENES

ALIMENTO INTERFERINDO NA EXPRESSÃO GÊNICA

Já nutrigenética é o estudo de como o corpo responde a certos nutrientes com base em determinado perfil genético.

Genes ▶ NUTRIENTES

GENES INTERFERINDO NA UTILIZAÇÃO DO ALIMENTO

As pesquisas na área de Nutrição podem ser resumidas em cinco princípios:
- Compostos químicos presentes nos alimentos podem agir no DNA humano direta e indiretamente, alterando a expressão dos genes e/ou sua estrutura.
- Em algumas situações, alguns alimentos podem oferecer um fator de risco a certas pessoas.
- Genes cuja expressão está ligada à dieta são genes suscetíveis. Variantes anormais deles podem interferir na incidência e progressão de doenças crônicas.
- O tanto que uma dieta pode influenciar no balanço entre saúde e doença depende do perfil genético de cada indivíduo.
- Intervenções na dieta com base no conhecimento da informação genética do indivíduo podem ser usadas para prevenir ou até curar doenças crônicas.

Os testes de nutrigenética partem do princípio de que seu perfil genético é capaz de direcionar a escolha dos melhores alimentos para você. A promessa é que tal direcionamento seja capaz de promover saúde e prevenir o aparecimento de doenças crônicas, como obesidade e diabetes.

Vamos falar da nutrigenômica (influência de alimentos na expressão genética)

Um exemplo que sempre dou é dos brócolis e da couve-de-bruxelas. Esses alimentos são ricos em uma substância chamada indol-3-carbinol. Essa substância tem efeito protetor contra o câncer de mama. Ela age no gene que transforma os estrógenos pró-câncer de mama em estrógenos anticâncer. Olha que interessante: o alimento interferindo na expressão de uma doença mortal. Provavelmente, a cura do câncer vai estar na prevenção, e não no tratamento, quando a doença já estiver presente. Já diz o ditado: prevenir é melhor do que remediar.

Um exemplo de como a nutrigenômica e a nutrigenética vêm sendo usadas para melhor entender o papel da dieta no desenvolvimento de doenças é o caso da relação entre café e doenças do coração. Descobertas afirmam que portadores de versões do gene CYP1A2, que confere um metabolismo mais lento da cafeína, têm mais probabilidade de desenvolver doenças do coração do que portadores de uma versão do gene CYP1A2, que garante um metabolismo acelerado da cafeína.

Existe uma enzima que converte o ácido fólico em sua forma ativa. Essa enzima se chama MTHFR. Pessoas que têm mutação nessa enzima não conseguem produzir a forma ativa do ácido fólico (metilfolato), o que leva ao aumento da homocisteína. Essa alteração gera prejuízo na formação dos neurotransmissores, como serotonina e dopamina. Isso leva esses indivíduos a terem maior tendência à depressão. A melatonina, que é o hormônio do sono, é formada a partir da serotonina. Com a deficiência de serotonina, haverá também deficiência de melatonina, o que resultará em péssimas noites de sono. O aumento da homocisteína é responsável também por aumentar as doenças cardiovasculares, como o infarto agudo do miocárdio e a hipertensão arterial.

Como está a sua dosagem sanguínea de homocisteína? Um simples exame de sangue pode determinar os seus níveis, o que possibilita imediata correção dos valores.

UM MÉDICO SEM OS CONHECIMENTOS DE NUTRIGENÉTICA INICIARÁ O USO DE MEDICAMENTOS PARA DEPRESSÃO, SONO, HIPERTENSÃO E OUTROS PARA TENTAR IMPEDIR AS DOENÇAS DO CORAÇÃO. NÃO TERÁ O ÊXITO ESPERADO.

A solução desse caso é suplementar com o ácido fólico em sua forma ativa (metilfolato). Nesse caso, a suplementação apenas de uma vitamina diminuiria imensamente a probabilidade de ocorrerem todas essas patologias. A enzima MTHFR é muito importante para as gestantes. Antes mesmo de engravidarem, é receitado para todas as gestantes o ácido fólico, para impedir defeitos de fechamento do tubo neural do feto se existir deficiência dessa enzima. O ácido fólico não será convertido em sua forma ativada, aumentando, assim, a probabilidade de malformações no feto. Essa situação também é corrigida com o uso do metilfolato.

A nutrigenética pode ajudar os profissionais de saúde, como nutricionistas ou médicos, a criar planos individuais de dieta e fornecer conselhos de saúde com base na composição genética do paciente. Isso é baseado na informação que eles têm sobre os genes e sobre a probabilidade de o corpo desse paciente reagir aos diferentes nutrientes em sua dieta.

Comer os nutrientes certos e evitar os alimentos que podem causar danos a você beneficiará sua saúde geral.

Uma das principais áreas de saúde que a nutrigenética pode ajudar é a manter um peso corporal saudável, pois estudos mostram que algumas pessoas são geneticamente predispostas à obesidade ou não conseguem seguir determinada dieta, pois não está de acordo com sua formação genética. Seguir o plano alimentar correto pode reduzir o risco de uma pessoa ficar com excesso de peso. Isso reduz o risco de diabetes, acidente vascular cerebral e doença cardiovascular.

Antes acreditavam que você estava preso à sua genética. Se seu pai era diabético ou teve câncer, você estaria provavelmente condenado a ter o mesmo fim. Ledo engano. Hoje se sabe que a genética influencia apenas em 30%. Os outros 70% são relacionados a você e correspondem a dieta, atividade física e bons hábitos.

Quer dizer que, se um indivíduo tiver uma péssima carga genética familiar, essa carga tem menos efeito do que os hábitos dele? Exato!

Você não é prisioneiro de sua genética. Você pode mudá-la.

Agora vou começar a falar de um conceito novo para muitos.

Epigenética

O termo epigenética vem do grego (*epi* significa perto). Substâncias que existem perto dos genes e que modificam a expressão desses genes, mas sem modificar a sequência deles. Em 1865, Gregor Mendel falou das leis da hereditariedade e que os genes eram a única forma de transferirmos nossas características biológicas para as futuras gerações. Hoje vemos que isso não é verdade. Existem várias evidências moleculares de uma herança não genética. Estudos mostram que características boas e ruins podem ser transmitidas aos descendentes. Um indivíduo que fuma só está prejudicando a ele? A resposta é não. Ele passará essas características de forma epigênica, gerando maior probabilidade de filhos fumantes. Isso também serve para os bons hábitos (boa alimentação e atividade física regular), que serão passados para a próxima geração da mesma forma. Esse fato é chamado herança epigenética. Esse é mais um dos vários motivos que devem afastar as pessoas do cigarro. O fumante tem uma incidência muito maior de câncer, depressão, diabetes, doenças cardiovasculares, entre outras patologias. Agora você sabe que o fumante pode estar influenciando a próxima geração a ter o mesmo fim. Os efeitos biológicos da epigenética podem ocorrer a partir de mudanças químicas na molécula de DNA (sem mudar sua estrutura) e em proteínas que o circundam, chamadas histonas.

As histonas têm importante papel na expressão dos genes. Imagine um indivíduo que tem um gene de câncer. Esse oncogene pode ser silenciado pela ação das histonas. Isso prova o que falei. Mesmo que o indivíduo tenha uma forte carga genética, essa carga pode ser desativada pela ação das histonas, o que explica como a alimentação e o ambiente podem influenciar na expressão genética.

O sequenciamento do genoma humano foi publicado em 2004 e veio com a esperança de responder a todos os enigmas do DNA, como a propensão a doenças como câncer, entre outras. Mais uma vez, a ciência ficou desapontada. Os esforços atuais estão voltados para desvendar o epigenoma humano.

Referências

CONSELHO REGIONAL DE NUTRICIONISTAS. *Parecer Técnico CRN-3 N° 09/2015 Genômica Nutricional: Testes de Nutrigenética.* Disponível em: http://crn3.org.br/Areas/Admin/Content/upload/file-071120158101.pdf. Acesso em: 21 de junho de 2018.

MARIOS, Dâmaris. *Nutrigenômica e nutrigenética: o futuro da nutrição.* Disponível em: <http://profissaobiotec.com.br/nutrigenomica-e-nutrigenetica-o-futuro-da-nutricao/>. Acesso em: 21 de junho de 2018.

NEW LIFE GENETICS. *10 Reasons Why You're Always Hungry.* Disponível em: https://newlifegenetics.com/10-reasons-why-youre-always-hungry/. Acesso em: 21 de junho de 2018.

NEW LIFE GENETICS. *Raw or cooked vegetables: New research.* Disponível em: <https://newlifegenetics.com/raw-or-cooked-vegetables>. Acesso em: 21 de junho de 2018.

NEW LIFE GENETICS. *Stone age diet, known as Paleo diet and genes.* Disponível em: <https://newlifegenetics.com/paleo-diet-and-genes/>. Acesso em: 21 de junho de 2018.

Gordura inimiga? doce ilusão!

Não há razão para temer as gorduras naturais.

Provavelmente, você já ouviu falar que uma dieta com poucos carboidratos e maiores porcentagens de gordura fará mal a você. Essa velha ideia é baseada na crença de que a gordura natural não é boa para nós. Mesmo que os humanos sempre tenham comido gordura, de alguma forma isso deve bagunçar nosso corpo, aumentando nosso colesterol e nos dando um ataque cardíaco. Não é?

Esse "famoso" conselho nos foi dado com o intuito de reduzir doenças cardíacas, mas comer menos gorduras e mais carboidratos é completamente equivocado. Na verdade, são os carboidratos simples, e não a gordura, que devemos evitar se quisermos reduzir nosso risco de doenças cardiovasculares.

Em 1994, a Associação Americana de Diabetes recomendou que os americanos ingerissem de 60% a 70% das calorias da dieta à base de carboidrato. Os resultados dessa medida foram passados para os conselhos de Nutrição e Medicina e, em seguida, passados para os médicos, que começaram a empregar esse novo modelo de dieta. O resultado foi catastrófico. Entre 1997 e 2006, os casos de diabetes duplicaram. Se prestar atenção no gráfico abaixo, você notará que os casos de diabetes praticamente não aumentaram entre o período de 1980 até 1990, tendo apenas um leve acréscimo até 1994. O que explica esse aumento assustador a partir de 1997? Você acertou! O aumento do consumo de carboidratos.

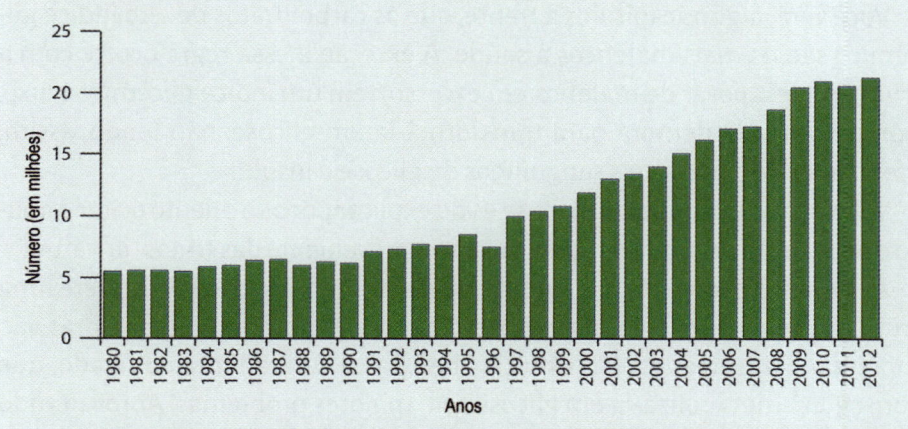

Source: National Diabetes Surveillance System, National Health Interview Survey data.

Figura 1. Número de adultos norte-americanos com 18 anos ou mais com diagnóstico de diabetes, 1980-2012.

Durante décadas, médicos e nutricionistas prescreveram dietas com pouca gordura para pessoas que tentavam reduzir o risco de doenças cardíacas. Acreditava-se que gorduras saturadas em carnes e produtos lácteos obstruem nossas artérias. Carboidratos foram pensados para resolver tudo, desde o colesterol alto até a digestão. Mas não é por aí.

Para a maioria das pessoas, são os carboidratos em excesso, e não as gorduras, a verdadeira causa das doenças cardíacas. O GRANDE SEGREDO É O EQUILÍBRIO. A boa notícia é que agora também sabemos que é seguro e uma maneira muito saudável de comer.

Costumo utilizar a expressão "doce veneno" quando falo do açúcar. O açúcar é o principal elemento para aumentar a insulina, que é a grande responsável pela maioria das doenças do envelhecimento. Descobertas recentes mostram que o açúcar tem o poder de mudar o tipo de bactéria (microbiota) que você tem no intestino. O resultado será o aparecimento de uma microbiota indutora de doenças. Muitos trabalhos mostram que o excesso de glicose é ruim para o organismo, mas o excesso de frutose é ainda pior. Nenhuma célula do corpo usa a frutose como fonte energética. A frutose ingerida é endereçada ao fígado para ser convertida em glicose. O excesso de frutose pode sobrecarregar o fígado, facilitando o acúmulo de gordura nesse órgão. Essa é a conhecida esteatose hepática. Um importante estudo publicado no *American Journal Of Clinical Nutrition* mostrou que o excesso de frutose pode fazer com que as bactérias passem do intestino para a corrente sanguínea e posteriormente para o fígado, causando lesão nesse órgão.

Você verá, alguns capítulos à frente, que os carboidratos de alto índice glicêmico são os mais maléficos à saúde. A exceção a essa regra ocorre com a frutose, que, apesar de maléfica em excesso, tem um índice glicêmico baixo, porque o fígado demora para transformá-la em glicose, não tendo, assim, efeito imediato nos níveis sanguíneos de glicose e insulina.

Vamos falar um pouco da frutose e vou explicar por que oriento evitar o abuso do consumo de suco de frutas, mesmo o proveniente das frutas "in natura".

A frutose proveniente das frutas é diferente. Sempre que você ingere uma fruta, ela tem frutose e uma grande quantidade de fibras. Essas fibras vão dificultar a absorção da frutose. Ela chegará de forma lenta ao fígado, que conseguirá metabolizá-la em glicose sem maiores problemas. Aproveitando a oportunidade, faço uma pergunta. Quanto tempo você demora para consumir três laranjas inteiras? A resposta certamente será alguns minutos. No entanto, quanto tempo você demora para ingerir um suco com 15 laranjas? A resposta será alguns segundos. Esse excesso de frutose é metabolizado pelo fígado com mais dificuldade do que se fosse consumida a fruta "in natura", causando sobrecarga nesse órgão.

Nossos antepassados da época das cavernas só consumiam frutas em alguns períodos do ano, quando estas estavam disponíveis, fato muito diferente da quantidade de frutose que consumimos atualmente. O aumento do consumo de frutose no outono, com o consequente aumento da produção de gordura, ajudava o homem primitivo a sobreviver por mais tempo aos períodos de escassez de alimentos do inverno. Esse mecanismo se tornou uma situação adversa nos dias atuais, em razão da facilidade do consumo de alimentos.

Grande parte da frutose consumida hoje vem do chamado *high-frutose corn syrup* (HFCS). É um açúcar derivado do milho, com altíssimo teor de frutose. Ele não é composto apenas de frutose, mas também de partes iguais entre glicose e frutose. Ele é muito mais barato e mais doce do que o açúcar tradicional. Seu uso teve início na década de 1980 pela indústria alimentícia. O HFCS consegue ser muito pior do que o açúcar normal. A obesidade cresceu nos últimos anos em escala assustadora. Descobriram que o vilão era o açúcar. Nesse mesmo período, houve uma grande jogada de *marketing* da indústria dos refrigerantes. Eles afirmaram em suas embalagens que os refrigerantes eram adoçados com açúcar de frutas e, por isso, seriam mais saudáveis. Uma tentativa de enganar a população. Na realidade, o açúcar era, sim, derivado das frutas (HFCS), mas ele nada tinha de saudável, muito pelo contrário. É o pior alimento que você pode ingerir, alimento que as células do corpo não querem utilizar, que precisa ser convertido em glicose no fígado para efetuar sua ação. Todos nós sabemos que o fígado desempenha um papel de limpeza para as toxinas do meio, a exemplo dos venenos. Após toda essa explicação, seria mais prudente chamar a frutose de alimento ou de veneno?

> LEIA SEMPRE O RÓTULO DOS ALIMENTOS E EVITE OS QUE TÊM HFCS NA COMPOSIÇÃO.

O consumo desse tipo de frutose está associado ao diabetes tipo II, ao aumento dos lipídios no sangue, à hipertensão e à obesidade, com todas as suas consequências.

O HFCS nada mais é do que um adoçante artificial calórico. Por falar em adoçantes, gostaria de relatar o que ocorre com os adoçantes artificiais não calóricos. Eles não são tão inofensivos como se imaginava. Em 2014, foi publicado um importante artigo na maior revista médica do mundo, a *Nature*. Nesse artigo, foi provado que os adoçantes artificiais (sacarina, aspartame e sucralose) mudavam o padrão de bactérias intestinais. Passávamos, assim, de uma microbiota saudável para uma patogênica. Já existem estudos que mostram correlações entre maiores consumidores de adoçantes e maior peso e glicemia de jejum. Outro estudo surpreendente mostrou que o risco de desenvolver diabetes tipo 2 era mais do que o dobro em mulheres que consumiam bebidas adoçadas com adoçantes artificiais em comparação com mulheres que consumiam bebidas adoçadas com açúcar. Se for utilizar adoçantes, prefira stevia, xilitol, eritritol ou taumatina.

Colesterol

Nós pensávamos que todo colesterol era prejudicial, que um colesterol baixo era sempre bom e que um colesterol alto era sempre ruim. Isso está errado. A verdade é mais complicada. O colesterol é tão fundamental à vida que o seu corpo tem um sistema próprio para sua produção: 80% do seu colesterol é produzido por você mesmo; apenas 20% vem da dieta.

Na década de 1980, começaram a surgir remédios para baixar o colesterol, as chamadas estatinas. De forma tendenciosa, especialistas usaram um estudo iniciado na década de 1950, chamado Estudo Framingham, para tentar mostrar que o infarto do miocárdio estava associado ao consumo de gordura animal e que era ocasionado principalmente pelo aumento do colesterol. Bingo! Nascia aí uma classe de medicamentos que geraria bilhões para indústria farmacêutica. As sociedades médicas começaram a propagar que, quanto menor o colesterol, melhor. Pense comigo: se o nível ideal de colesterol LDL baixa de 130 para 100, imagina quantos milhões de pacientes novos ficarão reféns das estatinas? Quanto menores os níveis ideais de colesterol, mais lucro terá a indústria farmacêutica. A Sociedade de Cardiologia Americana é a responsável por dizer quais níveis são ideais. Adivinha quem patrocina os eventos dessa sociedade: ela mesma, a indústria farmacêutica. Agora deixo você tirar suas próprias conclusões...

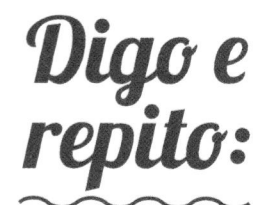

Digo e repito: a indústria farmacêutica é a indústria da doença. Ela não se interessa em criar medicamentos que curem. Ela quer criar medicamentos que tornem você um eterno dependente. Para isso, ela patrocina pesquisas científicas fraudulentas para levar ao aumento das vendas. Já surgiram campanhas que tentam iniciar o uso de estatinas pelas crianças, que seriam os melhores clientes para a indústria, dependentes do medicamento por toda a vida (mesmo que a vida seja mais curta).

Muitos estudos mostram que a maioria dos pacientes que sofrem infarto agudo do miocárdio tem colesterol normal! Se o colesterol fosse a causa, não seria óbvio que os níveis de colesterol devessem estar elevados nesses pacientes? Se uma pessoa não tem fatores de risco para doença cardiovascular, tem uma boa alimentação, não é sedentária, não é obesa, não é fumante nem diabética, o uso das estatinas no intuito de prevenir um primeiro evento cardiovascular é questionável. Já os efeitos colaterais são bem sabidos. O hormônio responsável pela sua parte cognitiva é a pregnenolona, que é formada a partir do colesterol. Baixar o colesterol nesses casos prejudicará a formação desse hormônio, levando a alterações de memória e demência senil.

Isso foi provado no estudo Framingham, publicado em 2005. De acordo com esse estudo, "níveis inferiores de colesterol de ocorrência natural estão associados a um desempenho cognitivo inferior nas mensurações cognitivas, que impunham alta demanda de raciocínio abstrato, atenção/concentração, fluência verbal e funcionamento executivo".

Gravem o que eu vou falar: quem tem colesterol baixo tem maior risco de alterações neurológicas, demência, depressão e suicídio.

Outros efeitos colaterais das estatinas são: diminuição da libido, dores musculares muitas vezes debilitantes, alterações do sono, alterações no aparelho gastrointestinal, maior chance de evoluir para o diabetes, entre muitos outros.

Existem basicamente dois tipos de colesterol: O LDL, CONHECIDO COMO COLESTEROL RUIM, E O HDL, CONHECIDO COMO COLESTEROL BOM.

Sempre foi ensinado que o colesterol ruim (LDL) deveria ficar em níveis mais baixos possíveis e que ele só fazia mal à saúde. Vou falar, de forma sucinta, qual a função do LDL e do HDL e fazer uma analogia. Imagine que você seja o colesterol. O ônibus ou carro que o transporta seria o LDL ou o HDL, pois eles são partículas transportadoras de colesterol pelo corpo. O ônibus pode levar você para o trabalho e pode trazê-lo de volta para casa. Isso é exatamente o que ocorre com o HDL e o LDL. O colesterol sai do fígado para os tecidos do coração, do cérebro, dos vasos sanguíneos etc., levado pelo LDL. O colesterol **volta** dos tecidos para o fígado, levado pelo HDL.

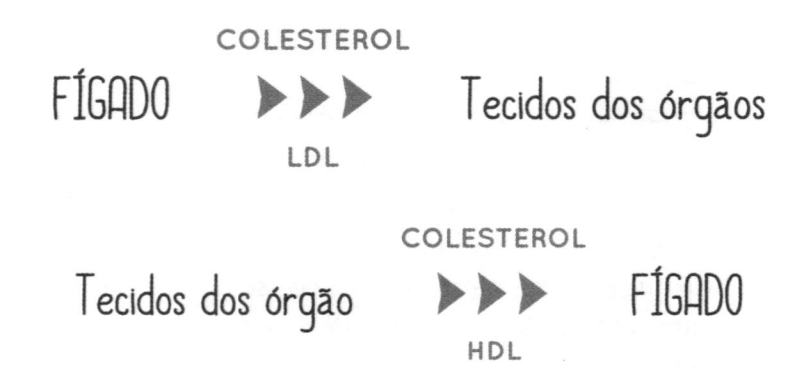

COLESTEROL

FÍGADO ▶▶▶ Tecidos dos órgãos

LDL

COLESTEROL

Tecidos dos órgão ▶▶▶ FÍGADO

HDL

A indústria farmacêutica fez acreditar que o aumento do LDL levaria mais colesterol do fígado para os vasos sanguíneos, ocasionando a obstrução deles, o que não é verdade de forma isolada. Para ocorrer obstrução dos vasos sanguíneos, é necessária a formação da placa de colesterol na parede desses vasos. O LDL sozinho não consegue fazer isso. O LDL caminha livremente na corrente sanguínea, levando o colesterol, para todas as áreas do corpo, processo que é fundamental para a vida. As células de defesa conhecidas como macrófagos são responsáveis por "engolir" e destruir os agentes estranhos ao corpo, como os vírus e as bactérias. O macrófago não tem receptor para "engolir" o LDL. Por isso, digo que o LDL isoladamente não é o problema.

Quando fica preocupante?

Essa situação muda quando o LDL sofre modificações em sua estrutura. As modificações que podem ocorrer são: inflamação (obesidade), glicação (excesso do consumo de açúcar) e oxidação (excesso de radicais livres). Agora a situação mudou. O macrófago tem receptor para essa nova estrutura, o LDL modificado. Então é aberta a temporada de caça para essas estruturas de LDL modificadas. Os macrófagos começam a "engolir" o LDL modificado. À medida que ele vai "engolindo" mais e mais LDL modificado, ele vai aumentando de tamanho. O LDL no interior do macrófago não consegue ser digerido, e vai entrando cada vez mais LDL modificado dentro do macrófago. Esse macrófago muda de nome. Começa a se chamar célula espumosa, por causa da imensa quantidade de gordura (LDL modificado) em seu interior. Seu tamanho maior faz com que ele seja projetado para a parte mais periférica do vaso e, em determinado momento, ele não consegue mais "engolir" partículas de LDL. É a hora em que ele explode. A sua ruptura na parede dos vasos desencadeia uma reação inflamatória no local, ocasionando aumento da chegada das plaquetas. As plaquetas obstruem mais e mais os vasos. Esse é o mecanismo verdadeiro das doenças cardiovasculares. Note que o LDL sadio não é o problema.

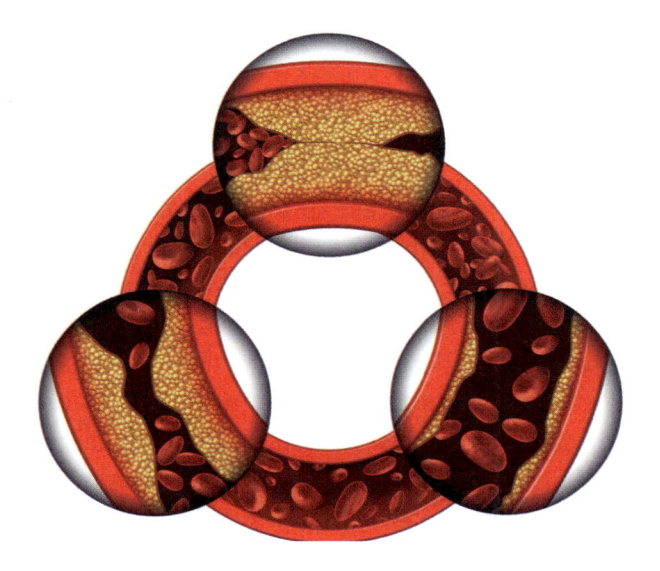

Vou falar agora da excelente ação do LDL sadio.

O hormônio masculino testosterona é formado pelo colesterol. Se um homem apresenta uma baixa nos níveis de testosterona, é mandada uma mensagem ao fígado para que envie mais colesterol aos testículos, para iniciar a síntese da testosterona. Como dito, o LDL transporta o colesterol do fígado para os tecidos, então os níveis de LDL aumentam para que chegue mais e mais colesterol para a formação da testosterona. Esse é o mecanismo normal que o corpo usa. Não existe problema nesse aumento fisiológico do LDL. E vou além: ele será a solução desse problema de deficiência de testosterona. O médico desavisado irá olhar o exame de sangue desse paciente com LDL alto e adivinhem o que ele vai fazer? Passar um medicamento da classe das estatinas para baixar o colesterol. O resultado é catastrófico. A diminuição do LDL por causa da medicação deixará cada vez menos colesterol nos testículos para fazer a formação da testosterona. Os níveis mais baixos de testosterona vão aumentar a chance de outras doenças, como obesidade, hipertensão, diabetes e depressão. O médico vai prescrever ainda mais medicamentos para múltiplas causas. Com isso, a saúde do paciente vai piorar dia após dia. Todo erro ocorreu por causa da interpretação apenas de um parâmetro sanguíneo. O erro seria evitado se o paciente fosse avaliado como um todo, em um contexto, não apenas pelo exame de sangue isoladamente.

> MAIS IMPORTANTE DO QUE TER UM COLESTEROL BAIXO É TER UM BOM PERFIL DE COLESTEROL

Mais importantes do que os níveis de LDL são os mediadores de inflamação, oxidação e glicação. E como você consegue isso? Bem, a maneira mais fácil é evitar açúcar, farinha, excesso de carboidratos e gorduras trans e, em vez disso, comer boas gorduras, como o azeite de oliva e o óleo de coco. Existem evidências científicas que apontam que o uso de óleo de coco aumenta o HDL, tendo, assim, efeito protetor contra doença cardiovascular. O uso de substâncias antioxidantes (como o ácido alfalipoico e a glutationa), substâncias anti-inflamatórias (como o ômega 3 e a curcumina) e substâncias antiglicantes (como a l-carnosina) podem dificultar que o LDL se torne modificado. Oxidação, inflamação e glicação estão associadas a todas as patologias relacionadas à idade. Evitar a gordura e, em vez disso, ingerir muitos carboidratos facilmente digeríveis geralmente causa um perfil perigoso de colesterol: partículas pequenas e densas de LDL e uma falta de HDL-colesterol protetor.

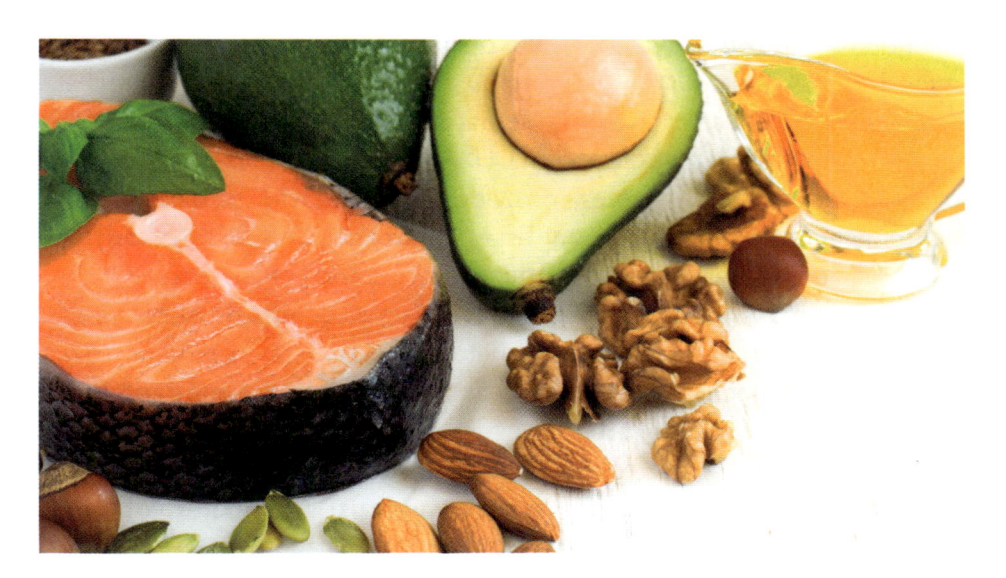

Aqui aproveito a oportunidade para falar de uma boa gordura: o ômega 3.

Como sempre digo, a inflamação é o mal do século, responsável por todas as doenças relacionadas à idade. Grande parte da inflamação é composta por uma via de substâncias chamadas eicosanoides. O óleo de peixe rico em ômega-3 reequilibra o caminho dos eicosanoides, passando de uma via pró-inflamatória para anti-inflamatória. As moléculas sinalizadoras pró-inflamatórias são produzidas a partir de ácidos graxos poli-insaturados ômega-6, enquanto as moléculas anti-inflamatórias são produzidas principalmente a partir de ácidos graxos poli-insaturados ômega-3. Nossa típica dieta ocidental contém muito mais ômega-6 do que ômega-3 — um desequilíbrio que empurra nosso caminho eicosanoide para a sinalização pró-inflamatória, resultando em inflamação crônica.

A maior parte dos estudos do ômega-3 é relacionada à proteção cardiovascular. Os suplementos de óleo de peixe ômega-3 demonstraram melhorar a função endotelial e estabilizar as placas arteriais (tornando-as menos propensas a se romper e obstruir uma artéria). Tipos de ômega-3 são: ácido docosahexaenoico (DHA), ácido alfa-linolênico (ALA), ácido eicosapentaenoico (EPA) e ácido docosapentaenoico (DPA).

Os ácidos graxos ômega-3 atravessam a barreira hematoencefálica, normalmente impenetrável, ficando disponíveis para ação nas células cerebrais. A doença de Alzheimer é o distúrbio neurodegenerativo mais prevalente. É considerada uma doença dependente de inflamação.

Tanto o EPA quanto o DHA agem juntos no cérebro. O EPA demonstrou melhorar os sintomas dos transtornos do humor (depressão, ansiedade), enquanto o DHA tem uma função de manutenção das estruturas cerebrais.

Estudos de células sanguíneas de pacientes com doença de Alzheimer mostram que a suplementação com DHA e EPA por seis meses causa alterações significativas em 19 genes envolvidos na inflamação, na oxidação e na neurodegeneração. Isso sugere que esses ácidos graxos benéficos estão regulando a expressão gênica, o que é um poderoso efeito epigenético.

Um dos mecanismos de proteção do ômega-3 na doença de Alzheimer é o aumento da degradação da proteína beta-amiloide. Esta é a proteína tóxica encontrada nas doenças neurodegenerativas. Outro mecanismo é o já citado de redução da inflamação.

A dieta ocidental típica contém excesso de gorduras ômega-6 (em grande parte por causa do consumo de óleos vegetais). A proporção ótima de gorduras ômega-6 e ômega-3 na dieta é de aproximadamente 3 para 1. Por incrível que pareça, as dietas ocidentais modernas não saudáveis geralmente consomem essas gorduras em proporções que variam de 25 (ômega-6) para apenas 1 (ômega-3). Por isso, nunca indico os suplementos que contêm ômega-3, ômega-6 e ômega-9 em conjunto. Indico apenas o ômega-3.

O excesso de ômega-6 causa inflamação, o que pode contribuir para a osteoporose, aumentando a atividade de células que quebram o osso (osteoclastos) e diminuindo a atividade daqueles que produzem osso novo (osteoblastos). O ômega-3 tem efeito oposto a isso, minimizando os efeitos da osteoporose. A osteoartrite é a causa mais comum de dor nas articulações e incapacidade em adultos idosos. A condição está relacionada com a destruição da cartilagem articular e a remodelação do osso logo abaixo da cartilagem. Os dois mecanismos são causados por inflamação crônica e se beneficiam com o uso do ômega-3.

Dietas
contemporâneas

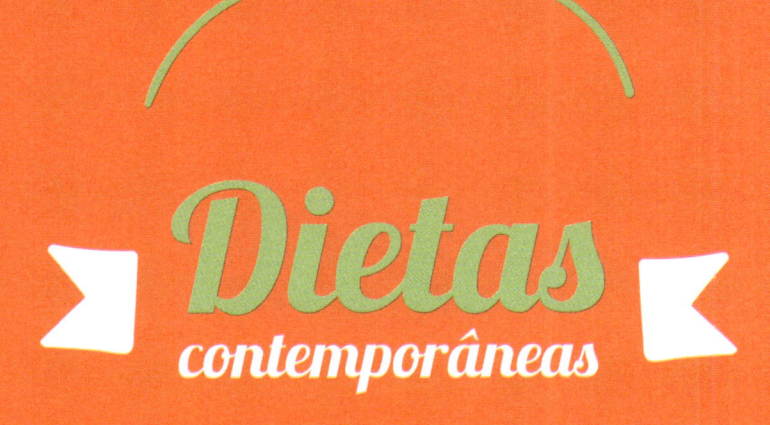

Dieta *paleo*

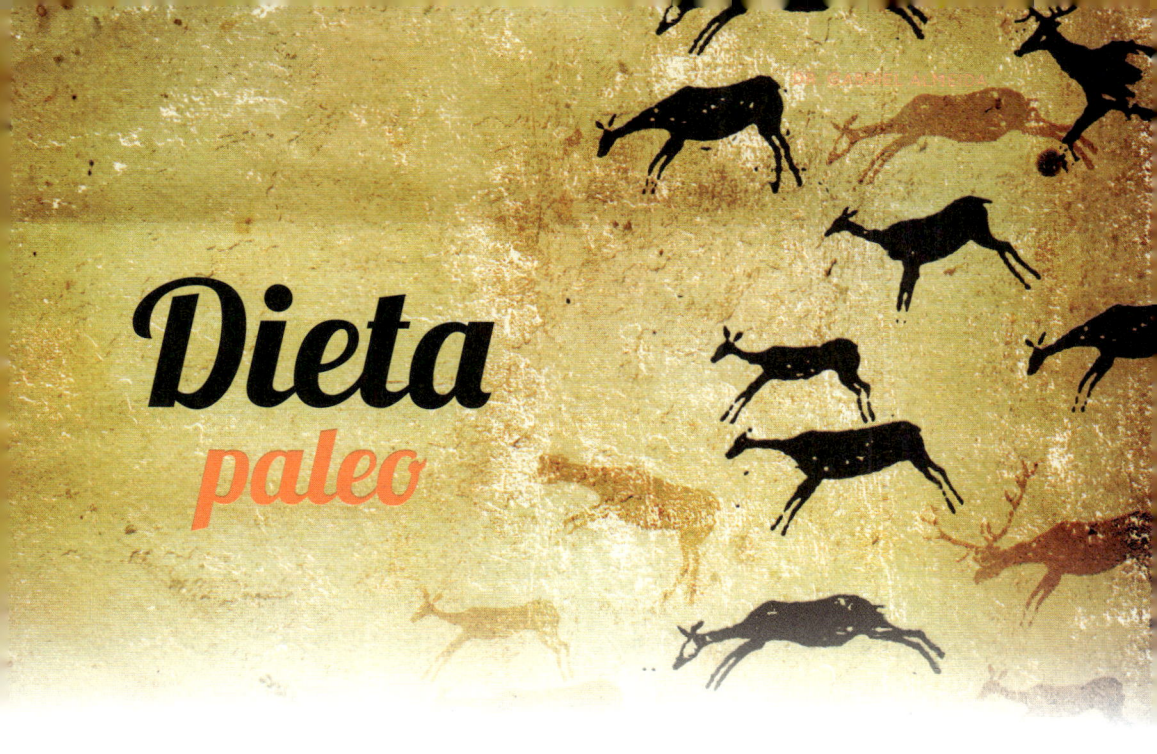

Quando o homem começou a cultivar e ingerir quantidades de grãos e vegetais, nossos genes mudaram lentamente para melhor utilizar a nova dieta. Paleolítico refere-se ao período anterior à invenção da agricultura. Como já vimos, é a dieta à qual nossa espécie está geneticamente adaptada.

Não existe um único tipo de dieta paleolítica. Até porque o homem paleolítico estava presente em vários cantos do mundo, adaptado, portanto, às condições de sua região. No entanto, mais importante do que as diferenças é o que todas têm em comum: a ausência de produtos refinados, alimentos processados e grãos.

É evidente que alimentos processados, açúcar, refrigerante e batatas fritas não faziam parte da dieta ancestral. O que pode causar estranheza é a ausência de grãos. Afinal, o pão está presente no quadro da Última Ceia e sabemos que o trigo acompanha a civilização desde sempre. Contudo, do ponto de vista da evolução humana, 10 mil anos são apenas 300 gerações, que é o mesmo que nada diante do imenso tempo em que estamos por aqui.

Assim, com todas as variações geográficas e culturais, de forma geral podemos descrever da seguinte forma uma dieta paleolítica:
- Ausência de grãos;
- Ausência de açúcar;

- Ausência de laticínios;
- Ausência de alimentos processados.

Se você ainda não está convencido, vamos aos exemplos.

Repare na grande proporção de pessoas intolerantes à lactose. Isso atesta nosso despreparo evolutivo para lidar com laticínios após a primeira infância.

Os graves problemas associados ao consumo de carboidratos atestam nosso despreparo evolutivo para lidar com o excesso dessa classe de macronutrientes. Sem falar no fato de que podemos absorver todos os carboidratos de que necessitamos a partir de proteínas e triglicerídeos.

Os problemas associados ao consumo de grãos, além do fato de serem a maior fonte de carboidratos da vida moderna, são um capítulo à parte. A simples eliminação total dos grãos (pão, massa, farinha, biscoitos etc., enfim, uma dieta livre de glúten) fornece talvez O MAIOR DE TODOS os benefícios de uma dieta paleolítica.

Idade da Pedra? É isso mesmo?

Seguir a dieta paleo é basicamente voltar ao básico, voltar ao tempo em que os alimentos com alto teor de gordura e proteína eram a principal fonte de alimento.

ELA SEGUE SETE PRINCÍPIOS MUITO SIMPLES:

1. De 50% a 60% da ingestão calórica devem provir da carne. Isso engloba todos os tipos de carne, tanto de alto teor quanto de baixo teor de gordura, bem como peixes e mariscos.
2. De 40% a 50% da ingestão calórica devem vir das plantas. Frutas, nozes, legumes e óleos saudáveis.
3. Evite produtos de grãos, como pão, macarrão, arroz, milho etc.
4. Evite leguminosas, como ervilhas, feijões, lentilhas etc.
5. Evite todos os produtos lácteos.
6. Nenhum alimento processado.
7. Toda a ingestão de líquidos deve ser água pura.

Alimentos permitidos	Carnes de todos os tipos
	Hortaliças com baixo teor de carboidratos
	Frutas de baixo índice glicêmico
	Nozes, sementes e castanhas
Alimentos que devem ser evitados	Hortaliças com maior teor de carboidratos: abóbora, batata inglesa, batata doce, mandioca, batata baroa, inhame, cará etc.
Alimentos não permitidos	Cereais: arroz, trigo, centeio, milho, aveia etc.
	Leguminosas: feijão, grão-de-bico, lentilha, soja etc.
	Leite de origem animal e derivados
	Açúcar e produtos industrializados, processados ou refinados

Tabela de nutrientes

Carboidratos: consumo "reduzido", cerca de 30% a 45% das calorias.

Proteínas: consumo moderado, cerca de 20% a 30% das calorias.

Gorduras: consumo "adequado", cerca de 30% das calorias.

Gorduras monoinsaturadas: deve ser a principal fonte de gordura.

Gorduras poli-insaturadas: equilíbrio entre ômega-3 e ômega-6.

Gorduras saturadas: consumo moderado.

Fibras: consumo elevado por meio de hortaliças e frutas.

Esse conceito deu origem a diversas "dietas paleo", mais inclusivas em relação aos alimentos que o ser humano passou a consumir após o domínio da agricultura, além de não considerarem a gordura saturada como um vilão na dieta.

Concordando ou não com os preceitos da dieta paleo, o mais importante de tudo é o foco que essa dieta traz sobre a ingestão de alimentos minimamente modificados, ou seja, comida de verdade.

Low Carb

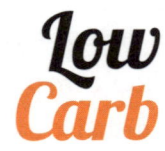

A *low carb* – "baixo carboidrato", em inglês –, como o próprio nome sugere, é uma dieta em que se reduz significativamente a quantidade de carboidratos ingeridos e se aumenta a proporção de gordura. Há décadas nos dizem que a gordura é prejudicial à nossa saúde. Enquanto isso, produtos dietéticos cheios de açúcar inundaram as prateleiras dos supermercados. Este foi um grande erro, que coincidiu com o início da epidemia de obesidade.

Como funciona?

Quando você evita açúcar e amidos, o açúcar no sangue se estabiliza, e os níveis de insulina do hormônio de armazenamento de gordura diminuem. Isso aumenta a queima de gordura e faz você se sentir mais saciado, reduzindo a ingestão de alimentos e causando perda de peso.

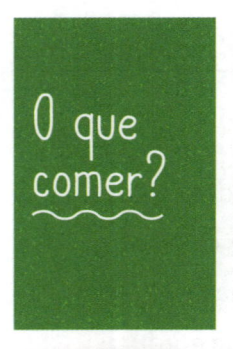

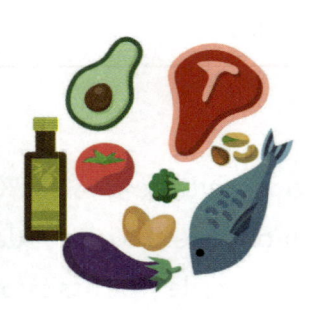

O que comer?
- CARNE
- PEIXE
- OVOS
- VEGETAIS QUE CRESCEM ACIMA DO SOLO
- GORDURAS NATURAIS

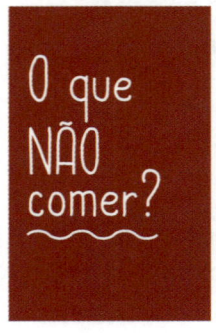

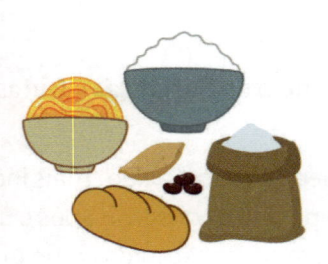

O que NÃO comer?
- AÇÚCAR
- PÃO
- MACARRÃO
- ARROZ
- FEIJÃO
- BATATA (TUBÉRCULOS EM GERAL)

ALGUNS BENEFÍCIOS DA DIETA LOW CARB

A maioria das pessoas começa a ingerir menos carboidratos para perder peso, um método bem conhecido e altamente eficaz. No entanto, a razão pela qual muitas pessoas continuam, mesmo após emagrecerem, a consumir menos carboidratos é porque, além da perda de peso, o hábito traz vários benefícios à saúde.

Diabetes tipo 2 reversa – Dietas de baixo carboidrato podem normalizar o açúcar no sangue e, assim, potencialmente reverter o diabetes tipo 2. Também pode ser muito útil no controle do diabetes tipo 1.

Melhor funcionamento do intestino – Baixo teor de carboidratos pode ajudar a resolver um intestino "mal-humorado", reduzindo os sintomas da síndrome do intestino irritável, como inchaço, gases, diarreia, cólicas e dor. Indigestão, refluxo e outros problemas digestivos também podem melhorar.

Reduzir a vontade de comer açúcar – Você está lutando para ficar longe de alimentos doces, mesmo que você tente comê-los em "moderação"? Baixo teor de carboidratos geralmente reduz e às vezes até elimina o desejo por doces.

Além de óbvia perda de peso, menor nível de açúcar no sangue, maior clareza mental e um sistema digestivo que funciona adequadamente, algumas pessoas experimentam melhorias ainda mais transformadoras: pressão arterial mais baixa, menos acne, menos enxaquecas, melhora dos sintomas de saúde mental, melhor fertilidade...

Quem NÃO deve fazer uma dieta estrita de baixo carboidrato?

A maioria das pessoas pode iniciar com segurança qualquer tipo de dieta baixa em carboidratos. Entretanto, nestas três situações você pode precisar de alguma preparação ou adaptação:

- Você está tomando medicação para diabetes (por exemplo, insulina)?
- Você está tomando medicação para hipertensão?
- Você está amamentando atualmente?

Se você não está em nenhum desses grupos, está liberado, mas sempre com acompanhamento médico/ nutricional.

Dieta LCHF
(low carb high fat)

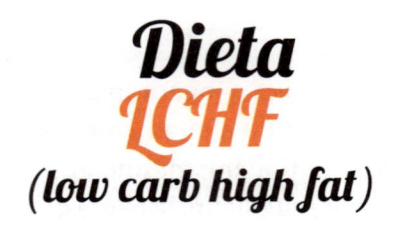

É uma variante da *low carb* normal que preconiza comer menos carboidratos e produtos processados e mais gordura e produtos inteiros. Alimentos permitidos: carnes, peixes e frutos do mar, ovos, gorduras saudáveis, vegetais, produtos lácteos, nozes e frutos silvestres. A ingestão de carboidratos desta dieta está entre 20 e 100 gramas de carboidratos por dia. Podemos considerar o LCHF como uma mistura da dieta paleo e cetogênica.

Dieta Cetogênica

A dieta cetogênica tem o consumo bem reduzido de carboidrato, para que o organismo entre em estado de cetose, mecanismo que fornece energia ao organismo por meio do tecido adiposo, ou seja, queima de gordura armazenada.

É uma dieta *very low carb* e existem, pelo menos, QUATRO tipos:

— Dieta cetogênica clássica: ingestão de apenas 5% da dieta à base de carboidratos, 20% de proteínas e 75% de gorduras. Esta é a dieta utilizada para tratar problemas neurológicos.

— Dieta cetogênica com muita proteína. Muito parecida com a dieta cetogênica clássica, só difere na maior ingestão de proteínas (60% de gorduras, 35% de proteínas e 5% de carboidratos);

— Dieta cetogênica cíclica: comer muitos carboidratos, pouca gordura e pouca proteína 1 ou 2 dias por semana e seguir uma dieta cetogênica durante 5 ou 6 dias por semana, alternando, assim, vias anabólicas e metabólicas do organismo. Das quatro, essa é a que menos recomendo.

— Dieta cetogênica estratégica: pequenas quantidades de carboidratos antes ou depois de um treino, mantendo o percentual de carboidratos inferior a 5% do total de calorias da dieta.

Dieta Mediterrânea low carb

Muito popular na Europa, é um estilo de vida bem antigo, que preconiza a alimentação habitual do início do século XX entre os países do Mediterrâneo, que vai muito além da alimentação, pois envolve estilos de vida, como dormir e levantar cedo, praticar caminhada, lazer, convívio social e ter uma horta para cultivar o próprio alimento. Vários estudos demonstram sua eficácia na prevenção de doenças cardiovasculares, câncer de mama e diabetes tipo 2.

Nessa dieta, limita-se o consumo de alimentos ricos em carboidratos, como os grãos, e preconiza-se o consumo de peixe gordo em vez da carne vermelha e enfatiza o consumo de azeite de oliva extravirgem em vez da manteiga.

Jejum Intermitente

É um estilo de dieta em que se busca simular o tipo de alimentação dos nossos antepassados. O homem primitivo não tinha hora certa para comer. O alimento era escasso. Havia períodos de alimentação seguidos de período de jejum até que ocorresse êxito em nova caçada. Pensando-se nisso e na fisiologia da insulina, foi criado o modelo de dieta com base no jejum intermitente. Existem protocolos de jejum dos mais variados. Temos o jejum de 16 horas, jejum de 24 horas e os protocolos de jejum de 48 horas. O único que indico é o jejum de 16 horas, que vou ensinar agora para você. Esse protocolo consiste em 16 horas de jejum seguidas de 8 horas de alimentação, perfazendo, assim, as 24 horas do nosso dia. Imagine um indivíduo que acorda às 6 horas e dorme às 22 horas. A sua primeira refeição será às 10 horas da manhã, ou seja, 4 horas após acordar. A sua última refeição será às 18 horas, ou seja, 4 horas antes de dormir. Teremos, então, das 10 horas da manhã até as 18 horas, 8 horas de alimentação. O período de jejum consistirá em 4 horas após acordar, 4 horas antes de dormir e todo o período de sono, que no exemplo foi de 8 horas. Total de 16 horas de jejum. Essa é uma maneira bem prática e fácil de seguir, porque, das 16 horas de jejum, oito você estará dormindo. Use sempre essa regra de a primeira refeição ser 4 horas depois de acordar e a última refeição ser 4 horas antes de dormir. Outro exemplo: quem acorda às 7 horas da manhã e dorme às 23 horas. A primeira refeição será 4 horas depois de acordar (11 horas), e a última refeição será 4 horas antes de dormir (19 horas).

Os denfensores desse modelo de dieta afirmam que, mesmo que você não mude em nada sua dieta, só siga esse padrão de jejum que expliquei acima, você irá emagrecer. Eu prefiro utilizar o jejum e associá-lo à restrição calórica. O resultado é ainda mais efetivo. Utilizo também essa estratégia de dieta em pacientes que estão há anos na luta contra o peso. Quando eu inicio o jejum, quebro a homeostase (equilíbrio), tiro esse organismo da zona de conforto, o que melhora a eficácia do emagrecimento.

Agora que já sabem como fazer o jejum, vou explicar como ele funciona. A chave é a insulina, que estará elevada no período em que você está se alimentando e estará baixa no período de jejum. Insulina elevada leva ao acúmulo de gordura, como explicado anteriormente. Insulina baixa tem efeito contrário, facilitando a quebra da gordura. No exemplo acima, teremos 16 horas de insulina baixa (como ocorre nas 16 horas de jejum) e 8 horas de insulina alta (8 horas de alimentação). Grosso modo, você pode observar que teremos 16 horas queimando gordura e apenas 8 horas acumulando-a.

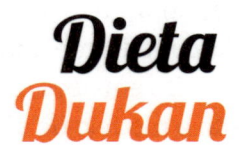

Dieta Dukan

Essa dieta foi criada nos anos 1970 pelo nutrólogo Pierre Dukan e é rica em proteínas e baixa em carboidratos e gorduras. Como tanto os carboidratos como as gorduras são restritos nessa abordagem, é mais restrito o cardápio e difícil de manter a alimentação Dukan por um longo período. Outro problema nessa dieta é a fadiga. Diferentemente do carboidrato e das gorduras, a proteína não é uma boa fonte energética. Isso prejudica a aderência a esse estilo de dieta no longo prazo. Há quatro fases dessa abordagem, duas de emagrecimento e duas de manutenção:

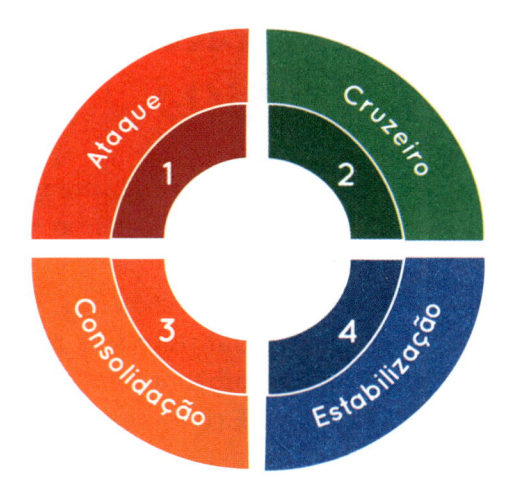

- Fase de ataque: dura de 3 a 7 dias e promete perda de 3 a 5 kg.
- Só é permitido consumir alimentos ricos em proteínas. Nessa fase, é necessário cortar todos os carboidratos.
- Fase de cruzeiro: essa fase dura 7 dias e promete perda de 1 a 2 kg. Alguns legumes e verduras são introduzidos. Não se pode consumir nenhum outro carboidrato. O único doce que pode ser consumido é gelatina sem açúcar. O consumo de proteínas se mantém igual.
- Fase de consolidação: nessa fase, você come duas colheres e meia de sopa de farelo de aveia por dia, com as carnes, algumas gorduras naturais e porções de frutas por dia, além de outros poucos carboidratos. É liberada 1 porção de carboidratos 2 vezes por semana, que podem incluir arroz integral e macarrão integral. Essa fase dura 10 dias para cada kg que o indivíduo ainda quer perder. Se ele quiser perder 8 kg, essa fase durará 80 dias.
- Fase de estabilização: não tem tempo limite para ser realizada. Nela, você consome farelo de aveia em três colheres de sopa e vai, aos poucos, aumentando a quantidade de carboidratos do bem no cardápio, junto às proteínas e às gorduras. É preciso ter um dia por semana para consumir apenas carne magra e leite desnatado.

Em todas as fases, é importante adotar uma rotina de exercícios, como caminhadas, de 20 a 30 minutos por dia.

Dieta Atkins

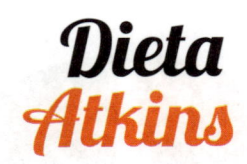

É uma dieta mais restritiva ainda. Consiste na supressão total do consumo de carboidratos, e isso faz com que o organismo realize um processo bioquímico chamado cetose. É liberado totalmente o consumo de gorduras e proteínas. É uma dieta rica em carne vermelha, ovos, creme de leite e manteiga. Nesse processo, o fígado transforma as gorduras do corpo em corpos cetônicos, que são utilizados como fonte de energia no lugar dos carboidratos que não foram consumidos. É como se o corpo se consumisse dos estoques. Esse tipo de abordagem alimentar foi criado pelo cardiologista estadunidense Robert Atkins, nos anos 1970.

Nela você passa por 4 fases: indução, perda contínua de peso, pré-manutenção e manutenção.

Indução é a fase em que se restringe a ingestão de carboidratos a no máximo 20 gramas por dia, por um período mínimo de 14 dias, que pode ser estendido caso se tenha muito peso para perder. É um dos momentos em que se perde mais peso e é aconselhado para quem tem 10 kg ou mais a perder.

Perda contínua de peso, em que se incorporam aos poucos alguns tipos de carboidratos (primeiro, mais vegetais), de 5 em 5 gramas, para observar como a balança reage. Você adiciona 5 gramas, come essa quantidade de carboidratos diariamente durante algumas semanas e vai adicionando mais, de 5 em 5 gramas (até 40 gramas). Essa fase se mantém até faltarem 10 kg para o seu peso-alvo.

Pré-manutenção é a fase em que você segue aumentando a ingestão de carboidratos em 10 gramas (até 100 gramas), até encontrar a quantidade de carboidratos ideal para você comer diariamente sem ganhar peso. Fique nessa fase até faltarem de 3 a 5 quilos para o seu objetivo.

Manutenção é a fase que dura para o resto da vida, em que é possível inserir alimentos mais ricos em carboidratos (como arroz, batata, feijões, frutas) em quantidades controladas (dentro do limite diário que você descobriu na pré-manutenção).

Os benefícios desse tipo de alimentação não mudam muito dos que listei para a dieta paleo: o emagrecimento e a saciedade são o mais importante. De acordo com o dr. Atkins, quando o corpo está no processo de cetose, a pessoa não sente fome alguma, e isso contribui para a rápida perda de peso.

De maneira breve e geral, as dietas citadas não trazem prejuízos e normalmente são muito efetivas para a perda de peso e de gordura corporal. As dietas *low carb* são muito benéficas para grande parte da população. Tudo isso, obviamente, desde que orientadas e seguidas de maneira correta. Converse sempre com um nutricionista e médico competente e de confiança antes de começar qualquer dieta nova ou mudar seus hábitos alimentares.

Referências

BROWN, K. et al. "Diet-induced dysbiosis of the intestinal microbiota and the effects on immunity and disease". *Nutrients*. 2012 Aug; 4(8): 1095–1119.

BURKE, M.F.; BURKE, F.M.; SOFFER, D.E. Review of Cardiometabolic Effects of Prescription Omega-3 Fatty Acids. *Curr Atheroscler Rep*. 2017;19(12):60.

DEVASSY, J.G.; LENG, S.; GABBS, M. et al. Omega-3 Polyunsaturated Fatty Acids and Oxylipins in Neuroinflammation and Management of Alzheimer Disease. *Adv Nutr*. 2016;7(5):905-16.

DONATTI, Amanda. *Medicina de precisão: futuro para os tratamentos de doenças*. Disponível em: <http://profissaobiotec.com.br/medicina-de-precisao-futuro-para-os-tratamentos-de-doencas>. Acesso em: 21 de junho de 2018.

EENFELDT, Andreas. *A low-carb diet for beginners*. Disponível em: https://www.dietdoctor.com/low-carb. Acesso em: 12 de julho de 2018.

EENFELDT, Andreas. *Why fat is your friend*. Disponível em: <https://www.dietdoctor.com/low-carb/fat--your-friend>. Acesso em: 12 de julho de 2018.

ELIAS, P.K. et al. Serum cholesterol and cognitive performance in the framingham heart stury'psychosom. *Med*., V.67, N1, p.24-30 Jan-Fev. 2005.

FAGHERAZZI, G. et al. Consumption of artificially and sugar-sweetened beverages and incident type 2 diabetes in the etude epidemiologique aupres des femmes de la mutuelle generale de l'education nationale-european prospective investigation into cancer and nutrition cohort. *Am J Clin Nutr*. 2013 Mar;97(3):517-23. Doi: 10.3945/Ajcn.112.050997. Epub 2013 Jan 30.

GALANI, C.; SCHNEIDER, H. Prevention and treatment of obesity with lifestyle interventions: review and meta-analysis. *Int J Public Health* 2007;52:348-59.

GUGLIELMI, V.; MARESCA, L.; D'ADAMO, M. et al. Age-related different relationships between ectopic adipose tissues and measures of central obesity in sedentary subjects. *PLoS One*. 2014;9(7):e103381.

HALPERN, A.; MANCINI, M.C.; MAGALHÃES, M.E. et al. Metabolic syndrome, dyslipidemia, hypertension and type 2 diabetes in youth: from diagnosis to treatment. *Diabetol Metab Syndr*. 2010;2:55.

KAVANAGH, K. et al. Dietary fructose induces endotoxemia and hepatic injury in calorically controlled primates. *Am J Clin Nutr*. 2013 Aug;98(2):349-57. DOI: 10.3945/Ajcn.112.057331.

PERSONS, J.E. et al. Depression and serum low-density lipoprotein: a systematic review and meta-analysis. *J Affect Disord*. 2016 Dec;206:55-67. Doi: 10.1016/J.Jad.2016.07.033. Epub 2016 Jul 19.

POOBALAN, A.S.; AUCOTT, L.S.; SMITH, W.C.S. et al. Long-term weight loss effects on all-cause mortality in overweight/obese populations. *Obes Rev* 2007;8:503-13.

SUEZ, J. et al. "Artificial sweeteners induce glucose intolerance by altering the gut microbiota". *Nature* Volume 514, p. 181-186 (09 October 2014).

TEDDERS, S.H. et al. Low cholesterol is associated with depression among us household population. *J Affect Disord*. 2011 Dec;135(1-3):115-21. Doi: 10.1016/J.Jad.2011.06.045. Epub 2011 Jul 29.

VEDIN, I.; CEDERHOLM, T.; FREUND-LEVI, Y. et al. Effects of DHA-rich n-3 fatty acid supplementation on gene expression in blood mononuclear leukocytes: the OmegAD study. *PLoS One*. 2012;7(4):e35425.

WORLD HEALTH ORGANIZATION. *Obesity: preventing and managing the global epidemic. Report of a World Health Organization Consultation*. Geneva: World Health Organization, 2000. p. 256. WHO Obesity Technical Report Series, n. 284.

WORMSER, D.; KAPTOGE, S. et al. Emerging Risk Factors Collaboration, Separate and combined associations of body-mass index and abdominal adiposity with cardiovascular disease: collaborative analysis of 58 prospective studies. Lancet 2011;377:1085-95.

YOU, H. et al. The relationship between statins and depression: a review of the literature. *Expert Opin Pharmacother*. 2013 Aug;14(11):1467-76. Doi: 10.1517/14656566.2013.803067. Epub 2013 Jun 17.

Glúten

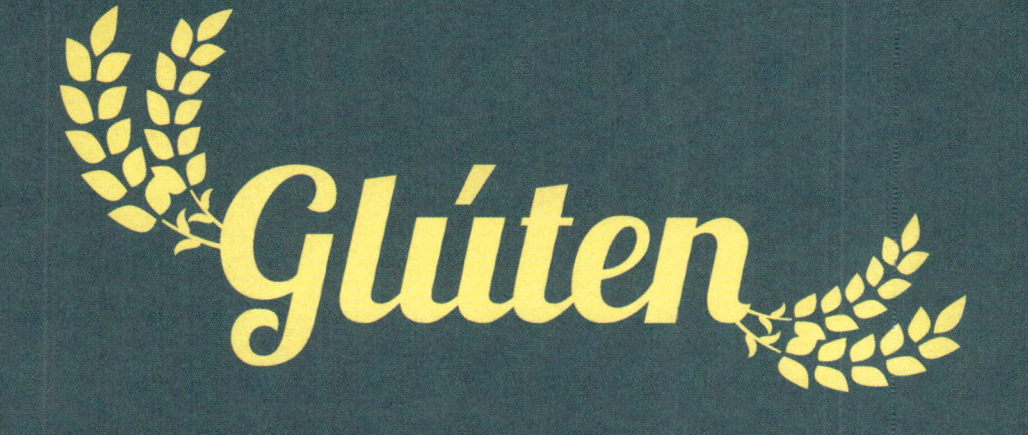

> *Vês, lá longe, o campo de trigo?*
> *Eu não como pão. O trigo para mim*
> *é inútil. Os campos de trigo não me*
> *lembram coisa alguma.*
> *O Pequeno Príncipe - Antoine de Saint-Exupéry*

Começo o capítulo contando a história de Marcos.

Ele tinha uma queixa crônica de dores articulares, dores de cabeça, insônia, irritabilidade e lesões avermelhadas nos pés que surgiam e desapareciam.

Iniciou sua peregrinação médica por um neurologista por causa da sua cefaleia. Realizou vários exames de sangue, eletroencefalograma e exames de imagem. Todos os exames resultaram normais. Foi dado, então, o diagnóstico de enxaqueca. Ele questionou o médico se a enxaqueca poderia dar dores articulares. O neurologista disse que, para dores articulares, ele deveria procurar um profissional de outra especialidade: um ortopedista.

Marcos saiu do consultório com a prescrição de dois medicamentos para o que o neurologista chamou de profilaxia de enxaqueca. Os medicamentos eram o propranolol (medicamento inicialmente utilizado para baixar a pressão arterial e diminuir a frequência cardíaca) e a amitriptilina (antidepressivo tricíclico). Essa associação tem êxito na prevenção de muitos episódios de enxaqueca, mas não ajudou Marcos em nada. Muito pelo contrário. Ocasionou vários efeitos colaterais, como baixa do interesse sexual, dificuldade de ereção e tonturas. Mesmo com esses efeitos colaterais, ele seguiu utilizando as medicações até marcar a consulta com o ortopedista.

Marcos foi à consulta com o ortopedista, que realizou exame físico detalhado e radiografias para avaliar a parte articular. O ortopedista afirmou que Marcos não tinha nenhum problema de sua área. Medicou com anti-inflamatório e encaminhou para outra especialidade: reumatologia. O anti-inflamatório melhorou a dor articular no momento.

Um dia após a consulta, Marcos voltou às pressas ao consultório, com muita dor no estômago. O ortopedista falou que isso era um efeito colateral do anti-inflamatório. Prescreveu, então, um medicamento associado, chamado Omeprazol. Nesse momento, Marcos estava em uso de quatro medicamentos: dois prescritos pelo neurologista e mais dois prescritos pelo ortopedista.

Um fato curioso foi observado por Marcos. O uso do Omeprazol piorou seu quadro de dores articulares e demais sintomas sem aparente explicação. Consigo explicar esse fato e vocês entenderão muito bem.

O Omeprazol é uma classe de medicamentos chamada IBP (inibidor de bomba de prótons). Ele diminui a quantidade de ácido clorídrico no estômago. Isso leva a uma diminuição da acidez gástrica. Pensem comigo: é óbvio que existe uma justificativa para termos o estômago com um pH bastante ácido. Esse pH tem uma ação de barreira química contra várias bactérias patogênicas, que morrem ao entrar em contato com ele. No entanto, quando utilizamos uma medicação que bloqueia a acidez do estômago, essas bactérias ruins não morrem e passam diretamente para o intestino, local que irão colonizar. Esse crescimento das bactérias ruins leva ao aumento do processo inflamatório intestinal, repercutindo, assim, em todas as partes do corpo. Como o problema de Marcos tem origem inflamatória, os sintomas dele pioraram. Marcos também relatou a presença de excesso de gases e fezes extremamente mal cheirosas. Isso também é ocasionado pelo uso dos IBPs. Você tem enzimas digestivas no estômago que funcionam apenas em um meio ácido. Quando você diminui a acidez do estômago, essas enzimas param de funcionar. O resultado será alimento não totalmente digerido indo para o seu intestino. Esse alimento será degradado pelas bactérias intestinais, produzindo uma putrescina, como a cadaverina. Não se assuste com o nome. Ele é proporcional ao odor cadavérico das fezes. Hoje se sabe que o uso prolongado de IBPs aumenta a chance de câncer de estômago. Uso indiscriminado de IBP é um problema de saúde pública. Ele é distribuído gratuitamente pelo SUS, e seu uso prolongado poderá trazer consequências devastadoras.

Voltando à peregrinação...

Marcos agendou a consulta com o reumatologista e realizou mais exames específicos. Apresentou um exame alterado, que foi o FAN. Muitos associam o FAN positivo com diagnóstico de lúpus, o que não é verdade. O FAN pode ser positivo em outras doenças, em pacientes com histórico familiar de doença autoimune ou em pacientes sem doença ou histórico algum.

O reumatologista afirmou tratar-se de uma doença autoimune. Não sabia ao certo qual doença seria. Não conseguiu fechar o diagnóstico de lúpus, porque eram necessários quatro critérios, dos 11 descritos na literatura, para o diagnóstico. Marcos tinha apenas um, que era o FAN positivo.

Pensando-se em doença autoimune, foi feito um teste com uma classe de medicamentos chamada corticoide. O corticoide apresenta um efeito que chamamos de imunomodulador. Ele diminui a força do sistema imunológico. Ora, se temos uma doença autoimune, em que o sistema imunológico agride o próprio corpo, o uso de medicamentos que baixem a força do sistema imunológico irá melhorar os sintomas dos pacientes. Além disso, o corticoide tem efeito anti-inflamatório, diminuindo, assim, as dores articulares.

Inicialmente, Marcos respondeu bem aos corticoides, mas apenas inicialmente. Notou que começou a ganhar peso, e isso começou a incomodá-lo. Seu rosto havia ficado redondo. Isso é o que chamamos de face de lua, efeito colateral do uso prolongado de corticoides. Incômodo ainda maior era o fato de os sintomas estarem cada vez mais presentes, independentemente do uso de corticoide. Foi, então, iniciada medicação imunossupressora, por causa do excesso de efeitos colaterais do corticoide. Marcos relata que o uso do imunossupressor melhorava os sintomas apenas por poucos dias, mas trouxe outros efeitos colaterais, como infecções frequentes. O fato de os imunossupressores diminuírem a força do sistema imunológico propicia o ataque de inúmeros patógenos. É sabido que o uso de imunossupressores pode aumentar a chance de contrair tuberculose, por exemplo.

Atendi Marcos no meu consultório e vi que ele tinha vários sinais que indicavam possível intolerância alimentar. Lancei mão de teste de intolerância para múltiplos alimentos mediados por IgG. O teste deu positivo para glúten. Ele não tinha doença celíaca, mas tinha o que chamamos de sensibilidade ao glúten não celíaca. Ele não tinha as alterações imunológicas e as alterações intestinais clássicas encontradas na biópsia de intestino dos pacientes com doença celíaca, mas era óbvio que o glúten estava associado ao seu quadro.

Pensem comigo.

Como Marcos poderia curar-se se, dia após dia, ele ingeria aquele alimento que para ele era veneno? A retirada do glúten levou à remissão completa dos sintomas em poucos dias. Caso não fosse feito esse diagnóstico, a cura nunca ocorreria.

Como o nome já diz. Remédio não cura. Remédio remedeia, principalmente nesse caso, em que Marcos estava recebendo o veneno diariamente. Aqui repito a frase de Lucretius:

O que é alimento para uns poderá ser veneno para outros.

E o que é o glúten, afinal?

O glúten é a principal proteína presente em cereais, como o trigo, aveia, centeio, cevada e malte. É composto por GLIADINAS e GLUTENINAS. Essas duas frações juntas é que conferem a aderência, a insolubilidade em água e a elasticidade às massas preparadas com essa proteína, como macarrão, pão, biscoitos, entre outros. É encontrado principalmente na farinha de trigo, compreendendo 85% da fração proteica deste produto. O glúten é o responsável por deixar as massas fofinhas, pois, quando o fermento inicia a sua atividade, libera gás dentro da massa, no meio do glúten, gerando uma teia cheia de bolhas de ar. Ao ser aquecido, o glúten endurece, deixando essa teia armada cheia de ar dentro, o que garante pão e bolo fofos e leves.

Alimentos com glúten existem em abundância nas prateleiras dos supermercados. Você irá encontrá-los com espantosa facilidade. Isso se deve ao fato de o trigo de ser um dos cereais mais plantados no mundo e ser extremamente rentável para a indústria, que consegue lucrar até 100 vezes o valor da matéria-prima. Isso faz sobrar bastante dinheiro para campanhas publicitárias que incentivam o seu consumo.

No entanto, não é de hoje que o consumimos. O trigo está presente desde os primórdios da humanidade, quando o Homem descobriu a agricultura e deixou de ser nômade.

Muitos de vocês estão pensando: "Doutor Gabriel, é possível que um alimento presente há milhares de anos esteja associado a doenças?" Então, eu respondo: o trigo de hoje, sim!

O glúten que você consome do pãozinho de trigo de hoje é muito diferente do encontrado no pão há 100 anos, digamos assim. Ele sofreu modificação por técnicas denominadas hibridização (cruzamento de espécies para tornar o trigo resistente a pragas, chuvas e secas e para melhorar a sua produtividade).

Essas modificações mudaram também a quantidade de glúten existente no trigo. O trigo de hoje tem muito mais glúten do que o trigo de antigamente. Essas modificações podem justificar o grande aumento de efeitos colaterais e casos novos de doença celíaca e de sensibilidade ao glúten.

> A AVEIA, EMBORA INICIALMENTE NÃO APRESENTE A PROTEÍNA DO GLÚTEN EM SUA CONSTITUIÇÃO, É NORMALMENTE CULTIVADA E ARMAZENADA NO MESMO TERRENO QUE ESSES GRÃOS, EM UM PROCESSO CHAMADO DE ROTAÇÃO, E, POR ISSO, FREQUENTEMENTE É CONTAMINADA E PODE APRESENTAR TRAÇOS DE GLÚTEN.

O que acontece lá dentro?

A palavra glúten vem do latim e significa "cola". Isso é exatamente o que pode ocorrer no seu intestino. O glúten cola na mucosa intestinal. Isso irá desencadear, em indivíduos suscetíveis, reação inflamatória e ativação do sistema imunológico para combater esse agente agressor.

O glúten não é totalmente digerido pelas enzimas do aparelho digestivo e pode desencadear respostas imunológicas bem parecidas com as que ocorrem contra os vírus e as bactérias.

Estudos anteriores mostraram que a gliadina presente no glúten pode causar um aumento imediato e transitório da permeabilidade do intestino. Entenda que, quando o alimento entra no intestino, ele está em tamanho pequeno e, então, é absorvido pela célula intestinal por via intracelular (entra na célula intestinal). Quando ocorre aumento da permeabilidade intestinal ("intestino vazado"), esse alimento pode ser absorvido não mais via intracelular, mas por via intercelular (entre uma célula e outra). Isso pode trazer consequências catastróficas, porque não era para ele estar naquele lugar. Então, os sistemas de defesa de nosso organismo vão em direção a essa partícula e causam uma resposta imunológica e inflamatória. Quando esse intestino fica vazado, outras substâncias também passam – por exemplo, uma sequência de aminoácidos. Seu sistema de defesa irá englobar essa sequência de aminoácidos e criar anticorpos contra ela. Só que essa sequência de aminoácidos pode ser encontrada também em tecidos, como a tireoide. O seu sistema imunológico irá atacar a própria tireoide, achando que ela é um corpo estranho. Chamamos esse fenômeno de mimetismo molecular. Aí está a origem de uma patologia autoimune: a tireoidite de Hashimoto.

O aumento da permeabilidade intestinal ocorre em todos que ingerem glúten. Para a maioria das pessoas, esses eventos não levam a consequências anormais. No entanto, em pessoas geneticamente predispostas, esses mesmos eventos podem levar a um processo inflamatório exacerbado.

Você já ouviu falar das endorfinas?

São substâncias produzidas durante a atividade física que causam prazer após o término do exercício. É responsável por aquela sensação de bem-estar depois de malhar. O glúten também age assim no mesmo tipo de receptor, ocasionando prazer após seu consumo. A substância que ele produz é chamada de exorfina, exatamente para diferenciar das endorfinas produzidas pelo seu próprio corpo. Além do prazer, você pode experimentar uma espécie de abstinência quando para de consumir alimentos com glúten, exatamente por esse motivo.

Agora você começa a entender como é difícil tirar o pãozinho quente da padaria de sua vida? Essa ação inflamatória no cérebro explica por que o consumo de glúten pode piorar o quadro dos pacientes com esquizofrenia, autismo e TDAH.

Outro sintoma que observamos são os quadros depressivos. Os pacientes com doença celíaca e com sensibilidade ao glúten não celíaca têm maior predisposição para a depressão. Os consultórios de psiquiatria provavelmente estão repletos de intolerantes a glúten sem um adequado diagnóstico, sendo tratados com antidepressivos e outros medicamentos psicotrópicos sem melhora. É óbvio que não vão melhorar, pois continuam comendo alimentos com glúten. Essa relação intestino-cérebro é muito significativa. O principal neurotransmissor da felicidade é a serotonina. A imensa maioria dos antidepressivos busca melhorar a ação da serotonina. Agora vem o mais intrigante.

> VOCÊ SABE ONDE É PRODUZIDA A MAIOR PARTE DA SEROTONINA DO SEU CORPO? DE 80% A 90% DE TODA A SEROTONINA PRODUZIDA NO SEU CORPO VÊM DO INTESTINO. POR ISSO OS PACIENTES COM PATOLOGIAS QUE ATINJAM O INTESTINO PODEM DESENCADEAR OU PIORAR QUADROS DEPRESSIVOS.

Aqui friso a importância de um modelo de medicina integrativa, que trata o paciente como um todo, e não apenas o sintoma. O médico desavisado que só avaliasse o quadro depressivo iria tratar erroneamente com medicamentos antidepressivos.

Qual é realmente o poder desse vilão?

As várias e frequentes reações adversas com o glúten geraram a pergunta: Por que essa proteína é tão tóxica a tantos indivíduos, a nível mundial?

O glúten é um dos ingredientes mais abundantes e disseminados no mundo. Na Europa, o consumo médio diário de glúten é de 10 a 20 gramas, atingindo em certos segmentos da população 50 gramas ou mais. Ou seja, mesmo os indivíduos de baixo risco são, dessa forma, suscetíveis a desenvolver alguma forma de reação ao glúten durante sua vida, em razão do alto consumo.

Não surpreende que, nos últimos anos, tenhamos assistido a uma epidemia de novos casos de desordens relacionadas ao glúten, não se limitando à conhecida doença celíaca, mas também a diversas outras reações que nos impõem novos estudos e um olhar sempre atento da Medicina sobre esse componente.

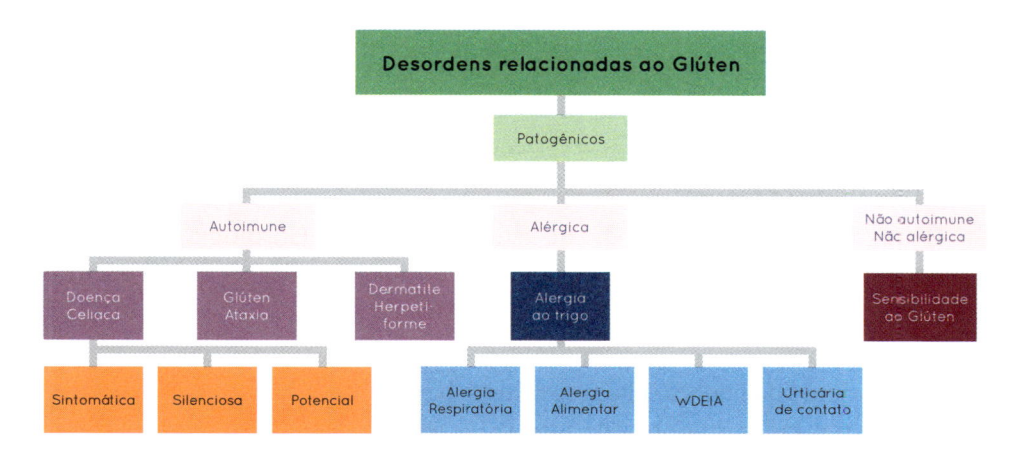

Desordens relacionadas ao Glúten
- Patogênicos
  - Autoimune
    - Doença Celíaca
      - Sintomática
      - Silenciosa
      - Potencial
    - Glúten Ataxia
    - Dermatite Herpetiforme
  - Alérgica
    - Alergia ao trigo
      - Alergia Respiratória
      - Alergia Alimentar
      - WDEIA
      - Urticária de contato
  - Não autoimune Não alérgica
    - Sensibilidade ao Glúten

Ao ingerirmos glúten em excesso, podemos levar o intestino a um estado inflamatório, fragilizando-o e causando distúrbios. Alguns efeitos nocivos são fáceis de perceber, como ganho de peso, desconforto ou inchaço abdominal – danos que, a princípio, podem nem parecer tão graves assim.

DOENÇA CELÍACA

A doença celíaca é uma doença gastrointestinal referente à intolerância a alimentos que contenham glúten. É uma doença autoimune, ou seja, seu próprio sistema imunológico ataca suas células intestinais, causando um processo inflamatório. Já foi considerada como uma síndrome de má absorção, mas atualmente é reconhecida como uma patologia que pode afetar múltiplos órgãos e sistemas, com manifestações em vários níveis de gravidade.

É uma doença que tem um componente genético bem estabelecido. Por isso pode atingir vários membros de uma mesma família. Sempre indico a pesquisa nos parentes de doença celíaca.

Pode surgir em qualquer idade, e as reações desencadeadas são a inflamação do intestino delgado e a atrofia das vilosidades intestinais de forma total ou subtotal. Consequentemente, há baixa absorção de nutrientes. Por ser uma enfermidade com sintomas muito variados e até assintomática, pode permanecer longos períodos sem ser descoberta.

São alguns sintomas:

- Dor abdominal, cólicas ou distensão abdominal;
- Diarreia crônica ou intermitente;
- Atraso no crescimento;
- Fadiga;
- Anemia ferropênica;
- Náuseas, vômitos;
- Perda de peso;
- Abortos de repetição;
- Sintomas depressivos.

Como saber se tenho?

O diagnóstico é feito por meio de exames de sangue (sorologia: antiendomísio e antitransglutaminase) e endoscopia digestiva alta, com biópsia do intestino delgado.

Como tratar?

O tratamento da doença celíaca se resume basicamente na exclusão do glúten da dieta do portador, durante toda a sua vida, independentemente dos sintomas.

A adesão à dieta com completa exclusão de glúten reduz o risco de linfoma (câncer do sistema linfático) e de outras malignidades. A resposta à abstenção de glúten dietético é rápida, marcada pelo desaparecimento dos sintomas gastrointestinais em questão de dias ou semanas. Já a restauração das vilosidades intestinais observadas em biópsias podem demorar de meses a anos.

A ALERGIA AO TRIGO

A alergia ao trigo define-se como uma reação imunológica adversa às proteínas do trigo. Inicia-se minutos depois da ingestão. As primeiras reações alérgicas normalmente ocorrem até os primeiros cinco anos de vida, o que pode ocorrer por meio da ingestão de cereais ou pelo contato com produtos dermatológicos que contenham trigo. Nos adultos, é uma condição pouco frequente e é relatada como uma reação anafilática desencadeada pelo exercício físico realizado após a ingestão do trigo.

São alguns sintomas:

- Alergia alimentar que afeta a pele (eczema/dermatite), o aparelho gastrointestinal ou respiratório;
- Anafilaxia induzida;
- Asma ocupacional (asma do padeiro);
- Rinite;
- Urticária de contato.

Como saber se tenho?

O diagnóstico da alergia ao glúten é feito principalmente por meio de histórico clínico, testes cutâneos e determinação de uma imunoglobulina (anticorpo) chamada de IgE. Bem diferente da doença celíaca, que está relacionada com outras imunoglobulinas, que são IgA e IgG. O teste de provocação oral é controverso, com resultados conflitantes, dependendo de fatores como a quantidade de alérgeno ingerida, o uso de medicações, as condições ambientais e o tipo de atividade física.

Como tratar?

O tratamento da alergia ao trigo é feito pela isenção do glúten da dieta. Entretanto, no caso de ser uma alergia somente a ômega 5-gliadina ou outras proteínas exclusivas do trigo, deve-se excluir apenas o trigo da dieta, diferentemente da doença celíaca.

A SENSIBILIDADE AO GLÚTEN

O que é isso?

Condição recentemente descoberta para os casos que chegam ao consultório e não fecham os critérios diagnósticos de doença celíaca ou alergia ao trigo. É uma condição muito mais frequente do que a doença celíaca. Enquanto a doença celíaca afeta menos de 1% da população, a sensibilidade pode estar presente em mais de 10%.

Vejo isso com bastante frequência em meu consultório. O paciente chega com sintomas gastrointestinais e até extraintestinais, como fadiga, dificuldade de concentração, depressão, irritabilidade, dores de cabeça, sensação de mente enevoada, dores articulares e coriza de repetição, sem uma causa específica identificada pelos exames de laboratório. Muitas vezes ele não consegue relacionar com a alimentação, porque, em muitos casos, os sintomas são tardios. Explicando melhor: o alimento que você ingere hoje pode trazer sintomatologia dias após a sua ingestão. Isso dificulta do diagnóstico.

Muitos pacientes com sintomas gastrointestinais após a ingestão do glúten saem do consultório médico sem nenhum diagnóstico. Em casos raros, são pedidos testes para doença celíaca, que nesse caso dão negativos. Isso é bastante frustrante para o paciente, pois ele tem certeza de que tem alguma intolerância ao glúten. Ele percebe que, quando ingere o glúten, apresenta vários sintomas intestinais e extraintestinais e, quando exclui o glúten da dieta, apresenta melhora da qualidade de vida. Estamos evoluindo com testes mais específicos mediados por outros anticorpos para o diagnóstico da sensibilidade ao glúten não celíaca.

Os sintomas são semelhantes aos da doença celíaca. O que os diferencia é que, neste caso, não há o perfil de anticorpos usualmente encontrado na doença celíaca e pelo fato de o intestino desses indivíduos ser normal. O diagnóstico da sensibilidade ao glúten faz-se por exclusão e prova de desafio alimentar ao glúten.

Uso muito a prova de desafio em minha profissão. Vou explicar de forma clara por que tenho certeza de que muitos se identificarão com este capítulo:

Retiro o glúten totalmente da dieta por 30 dias. Após 30 dias, reintroduzo e observo os sintomas. Se os sintomas melhoraram com a exclusão do glúten e pioraram com a reintrodução, eu fecho o diagnóstico de sensibilidade ao glúten.

Como tratar?

De forma similar às doenças previamente citadas, a exclusão do glúten dietético permite a regressão dos diversos sintomas relacionados à sensibilidade ao glúten e a normalização do quadro do paciente.

Comparação das duas doenças

Sensibilidade não-celíaca

- É causada pela ingestão de glúten
- Desencadeia uma resposta imunológica sistêmica no organismo
- A dieta sem glúten reverte os danos às células intestinais após seis meses
- Não há exames, ainda, para detectar a doença

Doença celíaca

- É causada pela ingestão de gluten
- Desencadeia uma resposta imunológica localizada, no intestino delgado
- A dieta sem glúten permite uma recuperação imediata da mucosa intestinal, mas seu restabelecimento leva 1 a 2 anos, em média

Fonte: Tabela Brasileira de Composição de Alimentos (2011), do Núcleo de Estudo e Pesquisa em Alimentação (Nepa) da Universidade Estadual de Campinas (Unicamp) e FBG (Federação Brasileira de Gastroenterrologia).

A DIETA SEM GLÚTEN

Não existe uma tabela que mostre a quantidade de glúten que cada alimento contém. Os alimentos industrializados são avaliados em laboratório apenas para que se saiba se essa proteína está presente em sua composição.

"O parâmetro adotado no mundo inteiro considera sem glúten um produto que contenha menos do que 20 mg dessa proteína por quilo de alimento", explica Marcelo Rogero, professor da Faculdade de Saúde Pública da Universidade de São Paulo e nutricionista da SBAN (Sociedade Brasileira de Alimentação e Nutrição). Esse valor, estabelecido por estudos científicos, é o limite considerado seguro para o consumo de quem tem doença celíaca.

A leitura do rótulo se faz necessária para identificar a ausência de glúten nos produtos. No entanto, listo alguns alimentos que certamente devem ser excluídos da dieta sem glúten.

Trigo sob todas as formas (espelta, kamut, semolina, einkorn, amido de trigo, proteína de trigo, gérmen de trigo)	**Alimentos panados ou que contenham molhos/ marinados com glúten, como molho de soja Centeio**	Molho branco Queijo fundido Cereal matinal Extrato de malte Cerveja	**Pães em geral Tortas em geral Bolos em geral Massas em geral**

Todo celíaco, ao sair do consultório com seu diagnóstico, sai também com uma sentença assustadora: alimentação sem glúten por toda a vida. Inicialmente parece que não sobra muito o que comer, mas aos poucos vamos descobrindo que, na alimentação saudável, há muito espaço para frutas, verduras, legumes, carnes, ovos, laticínios e alimentos tradicionais. É uma questão de adequação e criação de uma nova rotina alimentar.

O glúten não é um nutriente essencial para a saúde, e a sua retirada da dieta não causa prejuízos. Atualmente, não é difícil seguir uma dieta sem glúten, pois a oferta de produtos é cada vez maior. Não só temos mais opções, como os produtos são mais saborosos.

É possível encontrar pães, torradas, *cookies*, bolos, pães de mel, *brownies*, barras de cereal, granolas, além de macarrão, massa de lasanha, pizza e panqueca, todos sem adição de glúten. Esses produtos são feitos com arroz, polvilho, fécula de batata, milho, quinoa. Também estão liberados a mandioca e o inhame.

GLÚTEN ENGORDA?

Existe uma teoria que aponta que o glúten engorda, pelo fato de provocar a ação inflamatória em determinados indivíduos e essa inflamação ser a gênese da formação do tecido adiposo (gordura). Em indivíduos suscetíveis, o glúten está associado a gastrites, dores de cabeça, hipotireoidismo, dificuldade para engravidar e ganhar massa magra.

ELIMINAR O GLÚTEN DA DIETA AUXILIA NO EMAGRECIMENTO

Nos indivíduos suscetíveis, sim. Esse efeito não é por causa da retirada específica do glúten. O glúten está presente em alimentos geralmente muito ricos em carboidratos. As pessoas emagrecem porque, ao riscar do cardápio os alimentos que contêm glúten, deixam de comer pães, bolos e massas brancas. Os indivíduos que retiram o glúten de sua rotina apresentam redução do inchaço abdominal, observam melhora no funcionamento do intestino e também têm diminuição da compulsão alimentar.

Nos indivíduos suscetíveis, há também indicações de que a ausência da proteína na dieta promoveria mudanças no perfil metabólico que favoreceriam a queima calórica e elevariam a sensação de saciedade. Embora um dos maiores apelos da dieta seja a perda de peso, a restrição do nutriente é vista como uma maneira de melhorar a saúde de modo mais amplo. Há muitos registros na ciência dando conta da associação da proteína com várias doenças.

A exclusão do glúten da dieta deve ser realizada em pacientes com sintomas intestinais ou em outros órgãos para melhorar a qualidade de vida e reduzir os riscos futuros de morbidade e mortalidade. Evidentemente, obediência à dieta isenta de glúten requer uma marcante mudança no hábito alimentar. Estudos mostraram que a adesão dietética por parte dos pacientes nem sempre é rigorosa, ocorrendo transgressões frequentes, principalmente na adolescência. O acompanhamento dietético e a avaliação nutricional devem ser realizados desde o início do tratamento, a fim de se evitar ganho de peso excessivo ou insatisfatório.

Referências

ANDREOLI, Cristiana Santos et al. Avaliação nutricional e consumo alimentar de pacientes com doença celíaca com e sem transgressão alimentar. *Revista de Nutrição*, Campinas, v.26, n.3, p.301-311, maio/jun., 2013. Disponível em:
<http://www.scielo.br/pdf/rn/v26n3/05.pdf>. Acesso em: 22 de maio de 2018.

ARAÚJO, Halina Mayer Chaves et al. Doença celíaca, hábitos e práticas alimentares e qualidade de vida. *Revista de Nutrição*, Campinas, v.23, n.3, p. 467-474, maio/jun., 2010. Disponíve em: <http://www.scielo.br/pdf/rn/v23n3/14.pdf>. Acesso em: 22 de maio de 2018.

BROECK, Hetty C. Presence of celiac disease epitopes in modern and old hexaploid wheat varieties: wheat breeding may have contributed to increased prevalence of celiac disease. *Theor Appl Genet.* **2010 Nov;121(8):1527-39.** doi: 10.1007/s00122-010-1408-4. Epub 2010 Jul 28.

CHANG, Kenneth. *Gluten-free, whether you need it or not*. New York: The New York Times. 04 feb. 2013. Disponível em: https://well.blogs.nytimes.com/2013/02/04/gluten-free-whether-you-need-it-or-not/. Acesso em: 22 de maio de 2018.

ERGÜN C, Urhan M, Ayer A. *A review on the relationship between gluten and schizophrenia: is gluten the cause?* Nutr Neurosci. 2017, Apr 9:0.

GLÚTEN. Disponível em: http://www.glutenconteminformacao.com.br/alimentos-que-contem-gluten/. Acesso em: 28 de maio de 2018.

KRAFT, B.D; Westman, E.C. *Schizophrenia, gluten, and low-carbohydrate, ketogenic diets: a case report and review of the literature.* Nutr Metab (Lond). 2009 Feb 26;6:10. doi: 10.1186/1743-7075-6-10.

MAUREEN, M. Leonard. Celiac disease and nonceliac gluten sensitivity: a review. JAMA. 2017 Aug. 15;318(7):647-656. doi: 0.1001/jama.2017.9730.

OLIVEIRA, Monique. *Mais magros sem glúten.* Disponível em: https://istoe.com.br/247205_MAIS+MAGROS+SEM+GLUTEN/. Acesso em: 28 de maio de 2018.

PIMENTA, Ana. et al. *Sem glúten, com saúde.* Portugal, 2013. Disponível em: http://riosemgluten.com/Sem_Gluten_Com_Saude_Portugal.pdf. Acesso em: 22 de maio de 2018.

SAPONE, Anna. et al. *Spectrum of gluten-related disorders: consensus on new nomenclature and classification.* Licensee BioMed Central Ltd. 2012. Disponível em: https://bmcmedicine.biomedcentral.com/track/pdf/10.1186/1741-7015-10-13. Acesso em: 22 de maio de 2018.

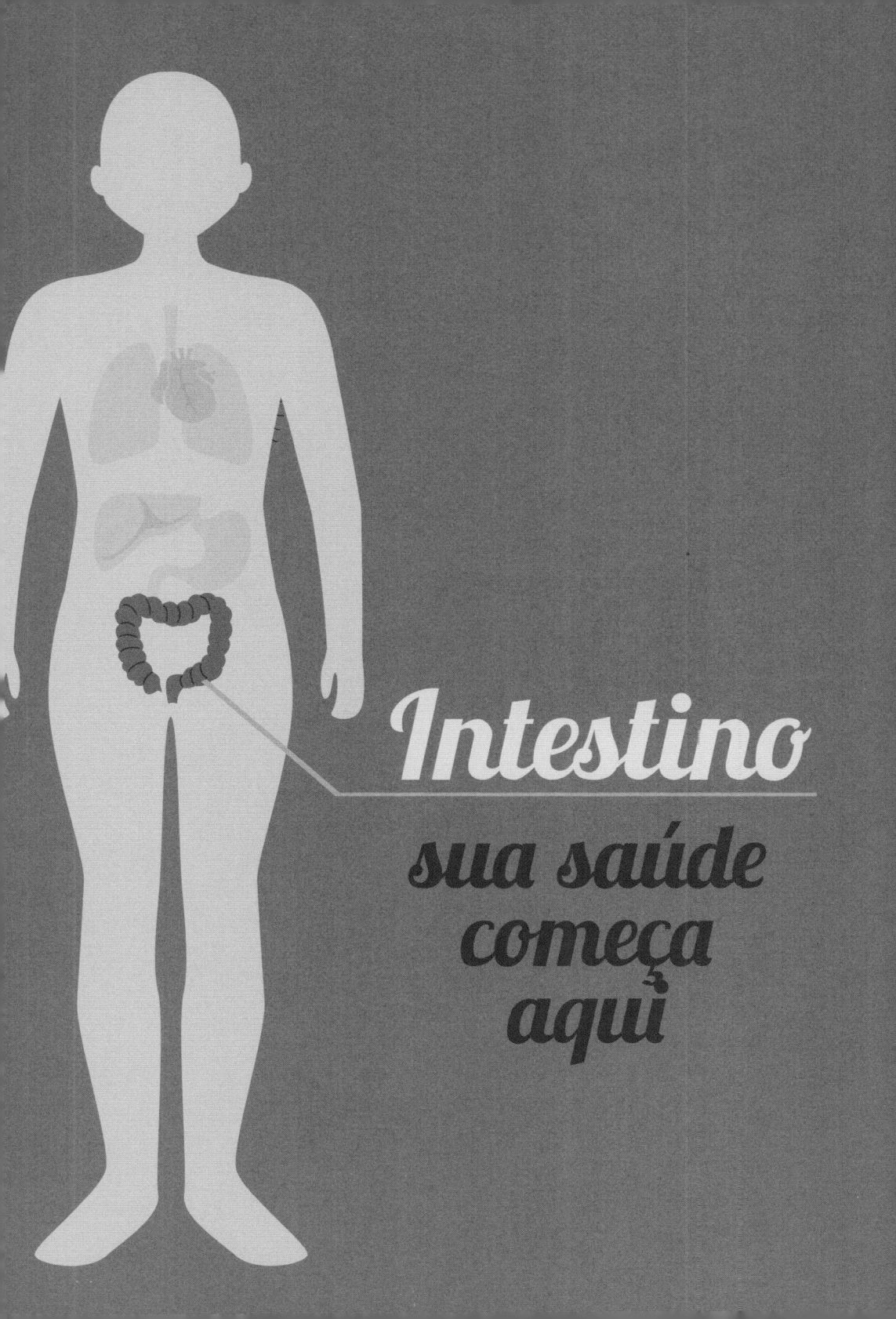

Intestino
sua saúde começa aqui

> – Vocês viram as borboletas ontem à noite?
> – Não, não vimos nada. Tem certeza? Borboletas? Ontem à noite? Já, tão cedo?
> – Pois é...
> – Ah, nosso menino crescido... Chegou a hora.
>
> **Um milhão de borboletas**
> Edward Van de Vendel

Algumas situações fazem você "sentir náuseas"? Você já sentiu "borboletas" em seu estômago? Nós usamos essas expressões por um motivo. O trato gastrointestinal é sensível à emoção. Raiva, ansiedade, tristeza, euforia, todos esses sentimentos (e outros) podem desencadear sintomas no intestino.

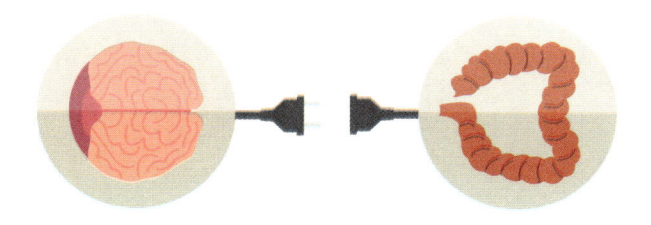

O eixo cérebro-intestino

Você sabia que o intestino é conhecido como nosso segundo cérebro?

Realmente, não há órgão mais fascinante que o intestino. A começar pelo seu tamanho: juntos, o delgado e o grosso medem de 6 a 9 metros. Mas essa nem é sua verdadeira artimanha: o intestino tem uma rede própria de neurônios e aloja trilhões de bactérias – boa parte delas é crucial para a saúde do nosso organismo.

Neurônios no abdômen? Sim, eles mesmos, que constituem o cérebro. O intestino tem cerca de 500 milhões de neurônios, que formam um sistema nervoso próprio, responsável por coordenar tarefas como a liberação de substâncias digestivas e os movimentos peristálticos. Parece simples, mas não é. Esses circuitos operam sozinhos, independentes do comando cerebral.

E não se resumem a essas duas funções.

Os neurônios intestinais chamam a atenção também por sua farta produção de serotonina, responsável pelo bem-estar – 90% dela são fabricados ali. Isso porque a produção de serotonina também garante o funcionamento adequado do órgão. E ela é apenas uma das inúmeras informações químicas construídas no intestino.

O sistema nervoso intestinal, ou segundo cérebro, influencia diretamente as emoções, de maneira que a conhecida imagem de sentir "borboletas no estômago" corresponde a estados alterados de nervos ou estresse.

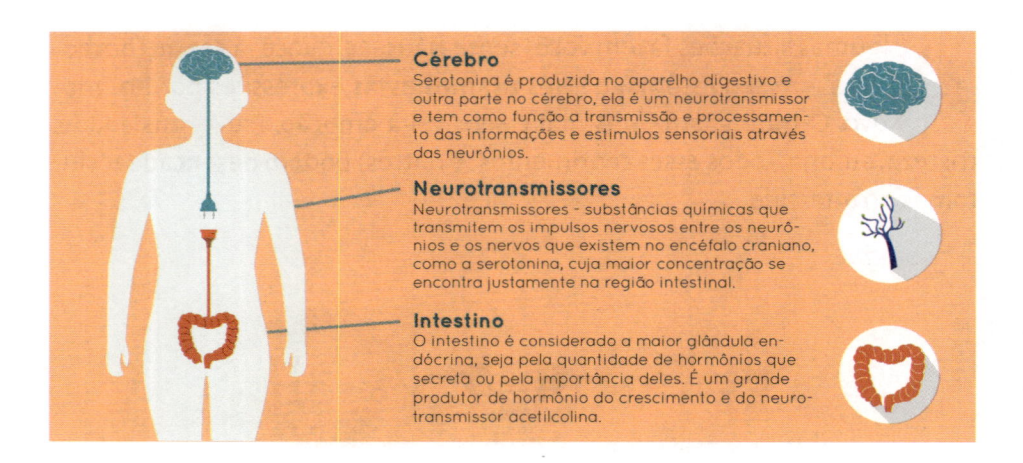

Cérebro
Serotonina é produzida no aparelho digestivo e outra parte no cérebro, ela é um neurotransmissor e tem como função a transmissão e processamento das informações e estímulos sensoriais através das neurônios.

Neurotransmissores
Neurotransmissores – substâncias químicas que transmitem os impulsos nervosos entre os neurônios e os nervos que existem no encéfalo craniano, como a serotonina, cuja maior concentração se encontra justamente na região intestinal.

Intestino
O intestino é considerado a maior glândula endócrina, seja pela quantidade de hormônios que secreta ou pela importância deles. É um grande produtor de hormônio do crescimento e do neurotransmissor acetilcolina.

Por causa dessa proximidade, é mais fácil entender por que você pode sentir-se enjoado antes de uma apresentação no trabalho ou sentir fortes "dores de barriga" durante períodos de estresse. Isso não significa, no entanto, que essas reações sejam "fruto da sua cabeça". O estresse agudo (depressão ou outros fatores psicológicos) pode afetar o movimento e as contrações do intestino e torná-lo mais suscetível a infecções.

Na realidade, essa ligação entre o sistema digestivo e doenças mentais não é novo para a prática psiquiátrica. Há muito tempo constatou-se que a ansiedade provoca diarreias ou que a depressão dificulta a digestão de alimentos e a absorção de nutrientes.

Síndrome do intestino irritável

Relacionada muitas vezes ao estresse, a síndrome do intestino irritável é uma doença comum crônica que afeta o intestino grosso (cólon) e que exige acompanhamento médico em longo prazo. As paredes do intestino são revestidas com músculos que se contraem e relaxam conforme o alimento ingerido vai passando do estômago em direção ao reto. Na síndrome, as contrações podem ser mais fortes e podem durar mais tempo do que o normal, fazendo com que surjam alguns sintomas característicos da doença, como gases, flatulência e diarreia. Pode ocorrer também o oposto: contrações intestinais mais fracas que o normal, o que retarda a passagem de alimentos e leva a fezes mais endurecidas. Não se sabe exatamente o que leva uma pessoa a desenvolver a síndrome do intestino irritável, mas sabemos que o estresse é definitivamente um agravante.

Os sinais e os sintomas podem variar muito de pessoa para pessoa e são, muitas vezes, semelhantes aos sintomas de outras doenças. Os mais comuns são:

- Dor abdominal ou cólicas;
- Sensação de inchaço;
- Gases;
- Diarreia ou constipação – às vezes alternando entre os dois;
- Muco nas fezes.

Os sintomas da síndrome do intestino irritável podem ser facilmente confundidos com os sinais de outras doenças gastrointestinais. No entanto, se você os sentir, mesmo que ocasionalmente, procure seu médico. Sem tratamento, a síndrome pode causar problemas mais graves à saúde.

Procure atendimento emergencial se você notar:

- Sangramento retal;
- Dor abdominal progressiva;
- Perda de peso repentina involuntária;
- Desidratação grave.

Essa pode ser uma doença que necessita de tratamento por toda a vida. Para algumas pessoas, os sintomas prejudicam diretamente o desempenho no trabalho e nos círculos sociais. No entanto, o tratamento pode contribuir para trazer alívio aos sintomas.

A principal dica preventiva para evitar a síndrome do intestino irritável é manter um estilo de vida saudável, longe de vícios e da má alimentação. Evite álcool, cigarro e drogas recreativas, bem como alimentos gordurosos, bebidas gaseificadas e consumo excessivo de cafeína. Pratique exercícios físicos regularmente e evite estresse.

> Seus problemas de estômago – como azia, cólicas abdominais ou fezes moles – estão relacionadas ao estresse? Preste atenção aos sintomas comuns de estresse a seguir.

Sintomas físicos	Sintomas comportamentais	Sintomas emocionais
Músculos tensos, especialmente pescoço e ombros	Procrastinação	Choro
Dores de cabeça	Dificuldade em completar tarefas do trabalho	Sensação esmagadora de tensão ou pressão
Problemas de sono	Mudanças na quantidade de álcool ou comida que você consome	Dificuldade para relaxar
Tremores		Nervosismo
Recente perda de interesse em sexo	Fumar ou fumar mais do que o habitual	Depressão
Perda ou ganho de peso	Maior desejo de estar com outros ou de isolar-se	Pouca concentração
Inquietação		Problemas de memória
		Perda de sentido de humor
		Indecisão

Há um terceiro elemento que interfere na conexão cérebro-intestino: a **microbiota**, conhecida comumente como "flora intestinal". A microbiota tem papel decisivo na manutenção da saúde. Ela auxilia a digerir alimentos e a nos proteger de infecções. MICROBIOTA É O TERMO PARA OS TRILHÕES DE ORGANISMOS VIVOS QUE RESIDEM NO CORPO HUMANO. O MICROBIOMA É O CONJUNTO FORMADO PELA MICROBIOTA E TODA A ESTRUTURA QUE A CERCA – NESSE CASO, O INTESTINO. ESTE MICROBIOMA DO TRATO GASTROINTESTINAL É COMPOSTO POR CERCA DE 150 MIL ESPÉCIES BACTERIANAS. ESTIMA-SE QUE 100 TRILHÕES DE MICRORGANISMOS VIVAM APENAS NO INTESTINO – ISSO É DEZ VEZES O NÚMERO DE CÉLULAS QUE COMPÕEM O PRÓPRIO CORPO. MAIS DE 70% DO SISTEMA IMUNOLÓGICO HUMANO É ENCONTRADO NO REVESTIMENTO DO INTESTINO.

O sistema imunológico humano é capaz de distinguir pequenas diferenças nas estruturas moleculares para ajudar a nos proteger de infecções, assim como detectar e destruir o câncer incipiente, interferindo em sua estrutura destrutiva para evitar danos aos nossos próprios tecidos. O microbioma intestinal desempenha um papel único e fantástico ao orientar o sistema imunológico a distinguir entre nossas próprias células e outras células e moléculas ameaçadoras. Em particular, nosso corpo se protege com um anticorpo especializado chamado **imunoglobulina A (IgA),** que ajuda na distinção entre as bactérias benéficas e as invasoras. As boas bactérias do intestino podem influenciar os níveis de **IgA**, apoiando, assim, a função imunológica.

Existem basicamente dois filos de microrganismos no intestino: firmicutes e bacteriodetes. Eles representam mais de 90% das bactérias do intestino grosso.

As firmicutes são as bactérias ruins. Elas têm a capacidade de degradar os carboidratos complexos, aumentando, assim, a absorção desses nutrientes, o que favorece a ocorrência da obesidade. Essas bactérias também aumentam a absorção intestinal de gordura. Trabalhos mostram que os obesos têm níveis muito mais elevados de firmicutes do que os indivíduos magros. Essas bactérias são associadas ao aumento do surgimento de doença cardiovascular e diabetes. Já as bacteriodetes são as boas bactérias. Elas digerem o alimento e produzem os ácidos graxos de cadeia curta. Eles também reduzem o pH intestinal. Um meio intestinal mais ácido inibe o crescimento de bactérias maléficas.

Quando o equilíbrio é quebrado com aumento das firmicutes e diminuição das bacteriodetes, ocorre uma alteração intestinal, que pode originar múltiplas doenças: a disbiose.

A DISBIOSE INTESTINAL: QUAL O IMPACTO NA SAÚDE MENTAL?

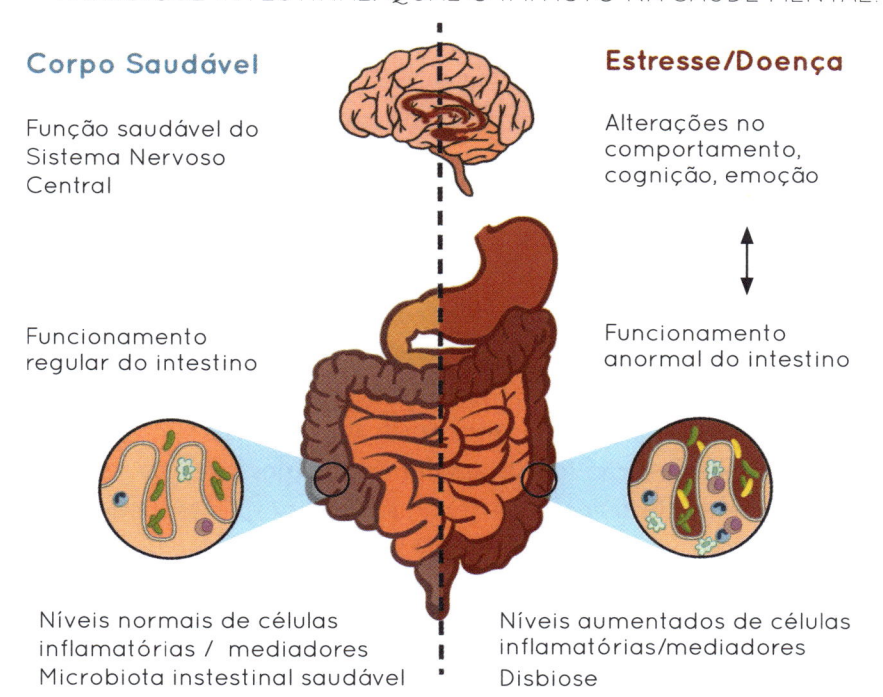

Corpo Saudável

Função saudável do Sistema Nervoso Central

Funcionamento regular do intestino

Níveis normais de células inflamatórias / mediadores
Microbiota instestinal saudável

Estresse/Doença

Alterações no comportamento, cognição, emoção

Funcionamento anormal do intestino

Níveis aumentados de células inflamatórias/mediadores
Disbiose

Disbiose é o desequilíbrio da comunidade microbiana (a flora) do intestino. Há evidências de que a falta de equilíbrio das bactérias no intestino pode desencadear inflamações, como a síndrome do intestino irritável, e interferir na relação cérebro-intestino. Qualquer perturbação desse equilíbrio produz alterações diretas no nosso organismo, inclusive nas nossas emoções.

A disbiose prejudica todo o seu corpo. Ela está associada a uma série de disfunções, como:

- Distúrbios intestinais (distúrbios de absorção de nutrientes, câncer colorretal, síndrome do intestino irritável, doença inflamatória intestinal);
- Distúrbios cerebrais e transtornos mentais (Alzheimer, mal de Parkinson, autismo, esquizofrenia, depressão e ansiedade);
- Coração (doença arterial coronariana, infarto agudo do miocárdio, aterosclerose, alteração do colesterol e dos triglicerídeos);
- Distúrbios metabólicos (obesidade, diabetes tipo II, síndrome metabólica);
- Distúrbios hematológicos (tendência a maior coagulação do sangue);
- Distúrbios do sistema imune (maior propensão a infecções).

A disbiose também aumenta o risco de doença cardiovascular em razão de vários fatores, como distúrbio do colesterol e dos triglicerídeos, maior coagulação sanguínea – que irá facilitar o entupimento das artérias – e inflamação crônica, que é o grande catalisador para todas as reações ruins no corpo.

Os hábitos alimentares influenciam para o bem ou para o mal esse equilíbrio. Uma alimentação rica em gorduras **hidrogenadas** e pobre em fibras leva à disbiose, pois está associada ao desenvolvimento de bactérias ruins e à morte de espécies boas. O uso indiscriminado de antibióticos também altera a harmonia microbiana, já que, para matar os "vilões", acabam exterminando também os "mocinhos". Já uma dieta com alto conteúdo de fibras, vegetais e frutas tende a retomar o equilíbrio intestinal.

Desse modo, a diminuição ou o aumento de uma ou mais bactérias propicia o surgimento de doenças de diversos tipos e de vários níveis de gravidade. Por exemplo, menor diversidade bacteriana (poucas espécies) pode desenvolver doenças inflamatórias: as paredes e os movimentos do intestino são prejudicados, as inflamações aumentam, e isso repercute em nosso cérebro, contribuindo para o mau humor. Mais gravemente, há evidências de que o microbioma intestinal desequilibrado contribui para agravar os sintomas de doenças mentais, como o autismo, e há indícios de que até o mal de Parkinson, doença que provoca tremores, começaria lá no abdômen.

É possível prevenir – ou até reverter – desequilíbrios na microbiota intestinal? Sim. A chave para voltar ao equilíbrio está nos probióticos e nos prebióticos.

PROBIÓTICOS

A Organização Mundial da Saúde (OMS) define probióticos como micro-organismos vivos que, quando administrados em quantidades adequadas, têm efeito benéfico na nossa saúde, contribuem para o equilíbrio da "flora" do intestino e auxiliam na função imunológica, digestiva e respiratória. Podem ser incorporados na composição de diversos produtos, entre medicamentos e suplementos alimentares, mas é frequentemente associado aos laticínios, como iogurtes. Com certeza você já ouviu falar em *Lactobacillus*, não é? Pois é a espécie de probiótico mais comumente utilizada com o propósito de regular o funcionamento do intestino, diminuir inflamação e manter a função de barreira intestinal. Entre as bactérias probióticas mais antigas e mais reconhecidas, os membros das famílias *Lactobacillus* e *Bifidobacterium* destacam-se por sua segurança e eficácia. Os alimentos fermentados são uma excelente fonte de probióticos. A fermentação é um processo no qual as boas bactérias utilizam o açúcar como nutriente e produzem álcool, CO_2 ou ácidos orgânicos. É um processo que deve ocorrer na ausência de oxigênio. Sem dúvida, a fermentação mais importante e benéfica para as boas bactérias é a que produz ácido lático. Esse ácido impede que as bactérias ruins se reproduzam, pelo fato de criar um meio com ph baixo (ambiente mais ácido). Existe uma bactéria benéfica que adora esse meio: o *Lactobacillus acidophilus*.

> **kefir** é o produto resultante da fermentação do leite por bactérias e fungos. Reconhecido como uma fonte natural de probiótico, são várias as propriedades terapêuticas atribuídas a ele: características anti-inflamatórias, bactericidas, bacteriostáticas e antioxidantes, para além do efeito benéfico sobre o sistema imunológico.

Como cultivar?

Existem dois tipos de *kefir* que você pode cultivar em casa: o *kefir* de água e o *kefir* de leite.

MODO DE PREPARO DO KEFIR DE ÁGUA

Ingredientes

- 2 colheres de sopa de grão de *kefir* de água
- 1 litro de água filtrada (ela deve estar em temperatura ambiente, para facilitar o processo)
- 1 colher de sopa de açúcar mascavo

Modo de preparo

- Em um pote de vidro, coloque 1 litro de água filtrada em temperatura ambiente.
- Adicione as duas colheres de sopa de *kefir* de água.
- Adicione 1 colher de sopa de açúcar mascavo.
- Com uma colher de pau, misture bem. É importante que a colher seja de pau ou de plástico, para não matar os micro-organismos.
- Deixe fermentar por 24 horas ou 12 horas, no mínimo, e 48 horas no máximo.
- Coe o *kefir* de água depois da fermentação. Ele pode ser usado para diversas receitas, como iogurtes e queijos.
- Coloque o *kefir* coado na geladeira e está pronto para consumo da forma como você desejar.

Rendimento: O *kefir* de água pode ser refermentado quantas vezes você desejar, assim como o *kefir* de leite. Por isso, a dica é sempre doar os que sobrarem na sua cozinha. O rendimento inicial é de um pote grande de *kefir*, cerca de 200 mL.

Uma dica bacana é bater o *kefir* com frutas: o resultado é uma vitamina extremamente saudável e deliciosa.

MODO DE PREPARO DO KEFIR DE LEITE

Ingredientes
- 1 colher de sopa de grão de *kefir*
- 1 litro de leite (com lactose)

Modo de preparo
- Adicione 1 colher de sopa do grão de *kefir* em 1 litro de leite em uma garrafa de vidro.
- Tampe com um papel toalha e prenda a garrafa com um elástico, para que o papel não se desprenda.
- Leve essa mistura para um local bem escuro e fresco, como o armário, por exemplo.
- Deixe fermentar por 48 horas no mínimo e 5 dias no máximo. Há também quem deixe por 24 horas para benefícios específicos.
- Depois de fermentado, coe com um coador de plástico, pois o *kefir* não é resistente a outros materiais.
- Deixe sair todo o soro e está pronto seu próprio kefir.

OUTRA BEBIDA COM AÇÃO PROBIÓTICA É A KOMBUCHA. É UM TIPO DE CHÁ PRETO FERMENTADO. ELA É UMA BEBIDA GASEIFICADA QUE ESTÁ ASSOCIADA À SAÚDE INTESTINAL E AO COMBATE À OBESIDADE.

Mas atenção:
A colonização pelas bactérias dura pouco, é muito curta. A ingestão desse tipo de alimento funcional tem de ser um hábito. Não adianta tomar um iogurte hoje e depois nunca mais.

Novas pesquisas mostram que as bactérias intestinais vão regular a sua glicose, o modo como armazenamos gordura e a nossa relação entre fome e saciedade. A mistura errada de bactérias pode preparar o seu corpo para o diabetes e a obesidade, desde a época do nascimento. As bactérias patogênicas que propiciam o acúmulo de gordura podem ser chamadas de *fat bacteries*. Elas produzem mediadores inflamatórios. Essa inflamação vai levar ao aumento da insulina, ao acúmulo de gordura e à maior predisposição à obesidade e a todas as patologias relacionadas à idade. Indivíduos obesos e magros têm tipos e quantidades de bactérias diferentes. Foi observado que o uso de bactérias de indivíduos magros em indivíduos obesos levou ao emagrecimento, provando o poderoso efeito das bactérias benéficas (probióticos).

Um dos maiores problemas da atualidade é a obesidade. Sabe-se que a disbiose pode iniciar o quadro de obesidade e é responsável pelo que chamamos de efeito sanfona. Se o paciente emagrecer, mas continuar com a flora intestinal com bactérias ruins, a probabilidade de ele voltar a engordar é muito elevada. Aí está mais um arsenal para a luta contra a obesidade.

Um estudo mostrou que a administração de suplementos probióticos para mães no período pré-natal (ou seja, cerca de cinco meses antes e até um mês após o nascimento da criança) teve como resultado ganho excessivo de peso reduzido nas mães e nos filhos desde o nascimento até os 10 anos de idade. Isso prova, mais uma vez, o potente efeito dos probióticos na luta contra a obesidade.

Já é bem sabido que até o próprio envelhecimento perturba a composição bacteriana do intestino. Sua população bacteriana muda gradualmente para um estado propiciador da doença, em vez de um estado que previne a doença. Isso pode abrir portas para pesquisas futuras sobre a relação do uso de probióticos e a longevidade.

DEPOIS DE TODAS ESSAS EXPLICAÇÕES, VOCÊS CONSEGUEM ENXERGAR COMO É CATASTRÓFICO O USO EXCESSIVO E SEM INDICAÇÃO MÉDICA DOS ANTIBIÓTICOS?

Os antibióticos vão matar tanto as bactérias ruins quanto as boas bactérias. Estudos mostraram que existe uma associação entre o uso excessivo de antibióticos e o surgimento da obesidade. A maior prova disso ocorre na criação de gado e frango. Esses animais são alimentados com ração que contém antibióticos. Com isso, ocorre a morte das boas bactérias no intestino desses animais e um consequente aumento de um hormônio da fome, chamado grelina. Isso faz com que o animal consuma mais alimento e ganhe quilos extras. Por isso, também ganhamos peso quando utilizamos os antibióticos ou os consumimos por meio da comida contaminada de gado ou frango alimentado com antibióticos. Os Estados Unidos são campeões no quesito de número de obesos. Você sabe qual país utiliza mais antibióticos na ração dos animais? Exato! Os Estados Unidos da América.

É importante que a população saiba que os antibióticos são utilizados para produzir carnes mais baratas. Os criadores pouco se importam com as consequências. Garanto que você não imaginava que a proteína que consome da carne e do frango poderia estar engordando você... No capítulo "Inflamação: o bem que virou mal", falarei mais dos malefícios do uso sem indicação dos antibióticos.

Outro medicamento muito utilizado no mundo atualmente que causa grande dano ao intestino são os anticoncepcionais. O uso prolongado dos anticoncepcionais leva à diminuição da função tireoidiana e da testosterona livre, ao aumento da inflamação, da oxidação e da resistência à insulina e à diminuição de vitaminas e minerais.

Grande parte das usuárias das pílulas tem diminuição da absorção da vitamina piridoxina, que é um cofator da síntese de serotonina e de gaba. A deficiência de serotonina e de gaba leva a sintomas depressivos, ansiedade e irritabilidade. Grande parte das alterações intestinais causadas pelos anticoncepcionais se deve provavelmente a alterações da permeabilidade intestinal. Isso gera um estado inflamatório crônico. Não é à toa que a doença de Crohn e outras doenças inflamatórias intestinais são mais frequentes em usuárias de pílulas.

Outra classe de medicamentos que podem ser chamados de inimigos do intestino são os anti-inflamatórios não hormonais (diclofenaco, nimesulida, ibuprofeno, profenid etc.). Esses medicamentos podem causar danos ao revestimento intestinal, alterando sua permeabilidade. Em indivíduos sensíveis ao glúten, o uso de anti-inflamatórios potencializa muito os efeitos colaterais da ingestão do glúten. O mecanismo implicado seria que o aumento da permeabilidade intestinal provocada pelos anti-inflamatórios levaria à maior absorção do glúten, com consequente maior resposta inflamatória.

Um grande problema na atualidade são as toxinas ambientais. Está cada vez mais difícil nos livrarmos delas. Elas vêm com todos os avanços da tecnologia. Podem ser consideradas como um efeito colateral da evolução tecnológica. Uma delas é o bisfenol-a (bpa), que estava presente em embalagens plásticas e era liberado nos líquidos ou alimentos quando aquecido, a exemplo das mamadeiras dos bebês. Há indícios de que essa substância altera a composição da microbiota intestinal, transformando-a em um intestino promotor de doenças. O uso do bpa tem diminuído muito desde que ficou estabelecido ser ele uma substância cancerígena.

Os pesticidas destroem os germes do ambiente e suas bactérias boazinhas. Associado a isso ocorre o aumento das metanobactérias intestinais. Há relação direta entre a quantidade de pesticidas no sangue, o grau de obesidade e o número de bactérias metanogênicas intestinais. Hoje as plantações utilizam cada vez mais pesticidas, o que leva ao aumento da quantidade de pesticidas no sangue das pessoas que consomem esses alimentos. Isso gera aumento progressivo da obesidade. Por isso, indico sempre alimentos orgânicos.

Os alimentos orgânicos têm uma propriedade particular. Quando uma planta está na natureza livre de pesticidas, existe uma probabilidade maior de ela ser atacada por pragas. Essa planta tem de criar meios para afastar as pragas, uma vez que ela não se move como os animais. Então, ela cria substâncias chamadas polifenóis. Polifenóis são substâncias produzidas pelas plantas em resposta a agentes externos agressivos (físicos, químicos ou biológicos). Se nós ficarmos expostos ao sol durante horas, teremos sérias consequências. Quando o sol está forte demais, nós buscamos abrigo na sombra. As plantas não podem fazer o mesmo. Então, elas produzem substâncias que irão protegê-las desse excesso de exposição ao sol. É como se a planta produzisse o seu próprio filtro solar. Os polifenóis funcionam como um mecanismo de defesa das plantas, afugentando os seres nocivos. Esses polifenóis são consumidos quando ingerimos as frutas dessas plantas. O interessante é que, no ser humano, os polifenóis têm efeitos extremamente benéficos: antioxidante, anti-inflamatório, diminui a incidência de doença cardiovascular, obesidade, demência e diabetes. É como se o ser humano adquirisse a capacidade de defesa que as plantas têm. Agora você vai entender por que os orgânicos são superiores. A uva que não é orgânica, por exemplo, não será atacada por pragas, e assim não precisará produzir o seu polifenol para se defender. O polifenol da uva é o resveratrol. Esse é o motivo de as uvas tratadas com pesticidas terem menor concentração de resveratrol.

Outro grande problema são os alimentos geneticamente modificados. Essas sementes são muito mais resistentes aos pesticidas, o que possibilita o uso de uma quantidade enorme dessas substâncias. Isso tem efeito muito positivo na colheira, aumentando a produção dos grãos, visto que todos os parasitas morrem. O grande problema é que todas essas substâncias ruins são ingeridas quando comemos esses grãos.

O aumento dos casos de doença celíaca e de hipersensibilidade ao glúten pode ocorrer pelo excesso do uso de pesticidas, como o glifosato. Não podemos afirmar que o glifosato causou doença celíaca, mas o gráfico mostra que o uso de glifosato e a doença celíaca andam juntos.

No capítulo "Sabia que você foi programado para ser obeso?", falei que a água que você bebe pode estar engordando você por causa dos disruptores endócrinos. Agora vou falar outro motivo que pode estar ajudando você a ganhar alguns quilinhos. O excesso de cloro na água é um deles. O cloro é utilizado para matar as bactérias e os germes na água. Foi uma importante medida de saúde pública para erradicar doenças provocadas pela água contaminada. O que vemos hoje é um excesso de cloro, quantidade maior do que a necessária para limpar a água. O lado ruim é que esse excesso de cloro também mata nossas boas bactérias intestinais. Isso pode favorecer a obesidade.

PREBIÓTICOS

O que seriam esses prebióticos? São FIBRAS vegetais e outros compostos que passam intactos pela digestão e servem de alimentos para as bactérias boas do intestino, estimulando seu crescimento e sua atividade. Os prebióticos também nos ajudam a absorver alguns minerais, como o cálcio e o magnésio, e a reduzir os gases, combatem a prisão de ventre e a doença inflamatória intestinal.

É fácil encontrar à disposição uma lista de alimentos que incorporam/têm probióticos e/ou prebióticos: iogurtes, queijos, bolachas, papas infantis, entre outros. Essa facilidade se deve ao fato de esses organismos serem considerados alimentos extremamente funcionais.

AS FIBRAS são essenciais para manter o bom funcionamento do organismo. Ingerir fibras regularmente proporciona diversos benefícios:

- Reduz o risco de inflamações no intestino e constipação;
- Favorece o controle do diabetes e previne o câncer, uma vez que auxilia no bom funcionamento do microbioma do intestino;
- Ajuda a controlar o peso, pois alimentos ricos em fibras exigem mais tempo para serem digeridos.

Tipos de fibras

FIBRAS SOLÚVEIS – podem ser dissolvidas em água. Elas tornam a transformação de carboidratos complexos mais lenta, e isso faz com que o tempo de absorção do açúcar seja mais lento, resultando na diminuição dos níveis de glicose no sangue. Também auxilia na redução dos níveis de colesterol no sangue.

- Grãos integrais (aveia, linhaça, gergelim etc.)
- Frutas, legumes, verduras
- Feijões variados

FIBRAS INSOLÚVEIS – não são dissolvidas em água. Elas contribuem para o bom funcionamento intestinal, auxiliando nos movimentos peristálticos e na eliminação das fezes.

- Grãos inteiros
- Sementes
- Cereais
- Arroz integral
- Brócolis

A Organização Mundial da Saúde (OMS) recomenda a ingestão 25 gramas de fibras diariamente. Para aqueles que não costumam consumi-las, o ideal é que o processo seja gradual para a adaptação do organismo. De acordo com o aumento do consumo, beber água pode ajudar a equilibrar a sua absorção.

O que dizem as fezes?

ESCALA DE BRISTOL

Tipo 1	Pequenos fragmentos duros semelhantes a nozes	
Tipo 2	Em forma de salsicha, mas com grumos	
Tipo 3	Em forma de salsicha com fissuras à superfície	
Tipo 4	Em forma de salsicha ou cobra (mais fina), mas suaves e macias	
Tipo 5	Fezes fragmentadas, mas em pedaços grandes com contornos bem definidos e macios	
Tipo 6	Em pedaços esfarrapados	
Tipo 7	Líquidas	

As fezes são constituídas por 75% de água. A parte sólida é uma mistura de fibras, bactérias fecais, células intestinais e muco. A ESCALA DE BRISTOL é uma ferramenta que facilita a leitura do trânsito intestinal, dividindo as fezes em sete classes, de acordo com a sua forma e consistência. São consideradas ideais, pois fazem seu percurso natural sem esforço ou trauma, as fezes do tipo três, quatro e cinco.

Seu intestino está tão cheio de bactérias que metade de suas fezes não é sobra de comida, mas, sim, biomassa microbiana. Mesmo sendo excretados de forma rápida, os micro-organismos se multiplicam em igual velocidade, para restabelecer os seus números.

A ingestão de fibras aumenta o volume fecal e mantém as fezes juntas, formadas e não fragmentadas, facilitando o trânsito intestinal. Beber mais água e seguir uma dieta rica em fibras (fruta com casca, vegetais, linhaça, granola, cereais integrais) auxilia o trânsito intestinal e pode alterar o padrão das fezes para um dos níveis ideais da escala de Bristol.

As alterações na cor e na consistência não devem ser menosprezadas, sobretudo quando acompanhadas de outros sintomas, como perda de peso ou dores abdominais. Fezes finas e longas podem indicar a presença de um tumor obstrutivo ou síndrome do intestino irritável. Fezes líquidas ou aquosas ocorrem em situações de má absorção, gastrenterites ou estresse.

Alterações persistentes dos hábitos intestinais justificam uma consulta médica para avaliação, que pode implicar exames de sangue e a avaliação endoscópica do tubo digestivo. **Quando se identifica sangue, independentemente da quantidade, frequência e abundância, a avaliação do intestino e reto por colonoscopia total ou parcial deve ser realizada.** A colonoscopia é o exame para avaliação do cólon (intestino grosso) e, além da avaliação dos doentes que têm sintomas, está indicada em todas as pessoas a partir dos 50 anos, mesmo as assintomáticas.

Referências

ALMODÓVAR, Miguel Ángel. *O segundo cérebro*. Vogais. 20|20 Editora. Disponível em: http://www.vogais.pt/media/pdf/9789898491411.pdf. Acesso em: 08 de junho de 2018.

BIERNATH, André. *A incrível conexão cérebro-intestino*: a comunicação estreita entre eles abre perspectivas para entender o papel da flora intestinal no surgimento de males que sabotam o foco e o bom humor. Publicado em 1 mar 2016. Disponível em: <https://saude.abril.com.br/mente-saudavel/a-incrivel-conexao-cerebro-intestino/>. Acesso em: 08 de junho de 2018.

CLAESSON, M.J.; Jeffery, I.B.; Conde, S. et al. Gut microbiota composition correlates with diet and health in the elderly. *Nature.* 2012 Aug 9;488(7410):178-84.

CLAPP, Megan et al. Gut microbiota's effect on mental health: The gut-brain axis. 2017, TX, USA. Disponível em:

<https://www.ncbi.nlm.nih.gov/pmc/articles/PMC5641835/pdf/cp-7-4-987.pdf>. Acesso em: 28 de maio de 2018.

GASTROMED. *O segundo cérebro*: a síndrome do intestino irritável já foi vista como distúrbio alimentar provocado pelo estresse. 2015. Disponível em: http://www.gastromedpoa.com.br/06-07-2015/O-segundo-cerebro-SII.pdf. Acesso em: 08 de junho de 2018.

ILMONEN, J.; Isolauri, E.; Poussa, T.; Laitinen, K. Impact of dietary counselling and probiotic intervention on maternal anthropometric measurements during and after pregnancy: a randomized placebo-controlled trial. *Clin Nutr.* 2011 Apr;30(2):156-64.

JONES, M.L.; Martoni, C.J.; Prakash, S. Cholesterol lowering and inhibition of sterol absorption by Lactobacillus reuteri NCIMB 30242: a randomized controlled trial. *Eur J Clin Nutr.* 2012;66(11):1234-41.

KHANNA, S.; Tosh, P.K. A clinician's primer on the role of the microbiome in human health and disease. *Mayo Clin Proc.* 2014;89(1):107-14.

KOMAROFF, Anthony L. *The gut-brain connection. Harvard Health Publishing.* Disponível em: <https://www.health.harvard.edu/diseases-and-conditions/the-gut-brain-connection>. Acesso em: 08 de junho de 2018.

LUOTO, R.; Kalliomaki, M.; Laitinen, K.; Isolauri, E. The impact of perinatal probiotic intervention on the development of overweight and obesity: follow-up study from birth to 10 years. *Int J Obes* (Lond). 2010 Oct;34(10):1531-7.

KHALILI, H. et al. Oral contraceptives, reproductive factors and risk of inflammatory bowel disease. *Gut.* 2013 Aug;62(8):1153-9. Doi: 10.1136/Gutjnl-2012-302362. Epub 2012 May 22.

NATIVIDAD, J.M. ET AL. Host responses to intestinal microbial antigens in glúten- sensitive mice. *Plos One*, Published: July 31, 2009. Disponível em: https://doi.org/10.1371/journal.pone.0006472.

VIGHI, G.; Marcucci, F.; Sensi, L. et al. Allergy and the gastrointestinal system. *Clin Exp Immunol.*2008;153(Suppl 1):3-6.

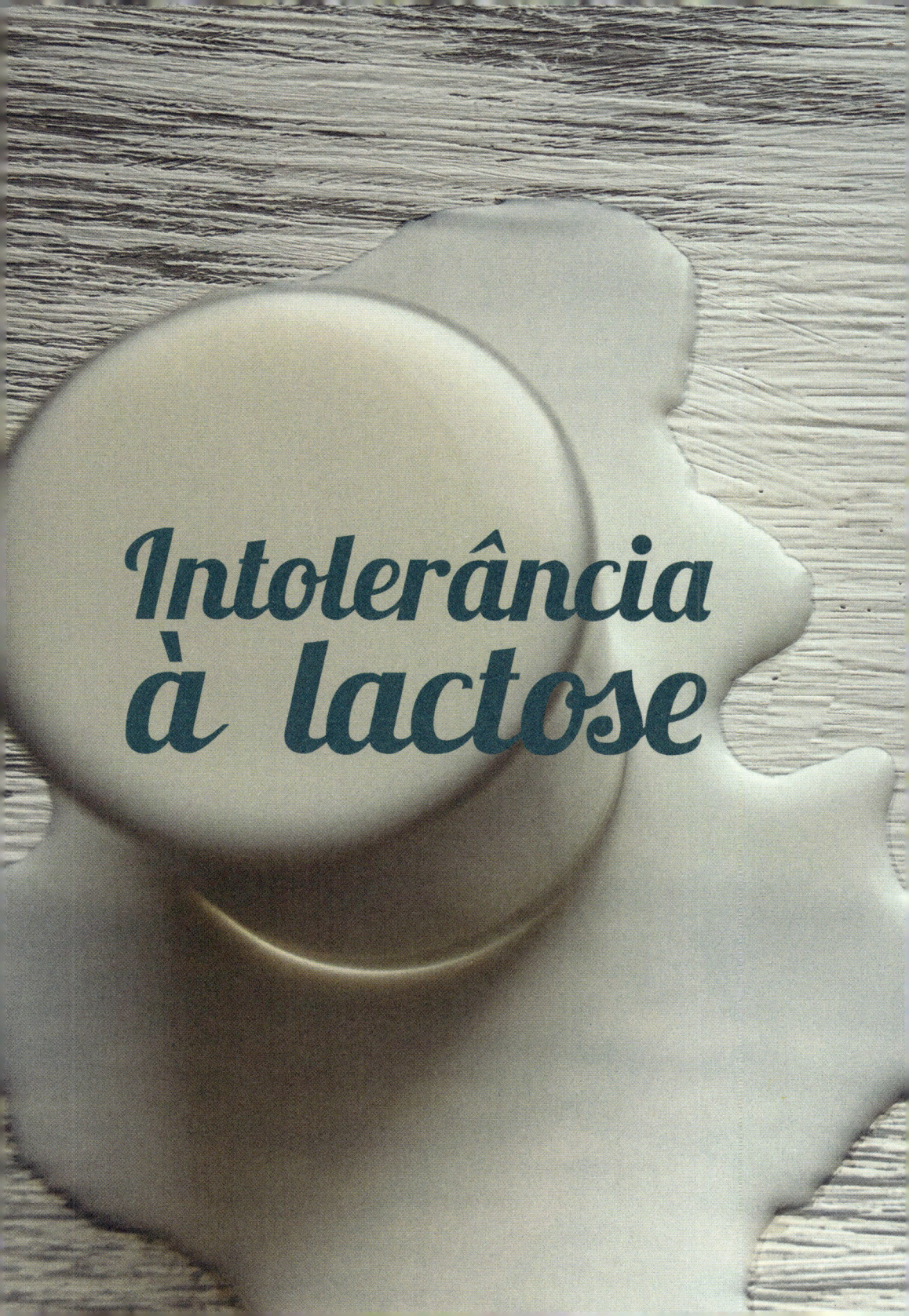

Intolerância à lactose

"Nós somos os únicos animais que continuam mamando depois de crescer."

Para começarmos...
O que é lactose?

> A lactose é o açúcar presente no leite e em seus derivados. Ela é formada por dois carboidratos menores – a glicose e a galactose –, chamados monossacarídeos, sendo, portanto, um dissacarídeo. O leite humano contém de 6% a 8% e, o de vaca, de 4% a 6% de lactose. Ela é hidrolisada (quebrada) pela ação de uma enzima chamada lactase. A intolerância à lactose é a incapacidade de digerir a lactose (açúcar do leite), em razão da ausência ou da quantidade insuficiente de enzimas digestivas.

Principal carboidrato do leite, a lactose está presente apenas no leite de origem animal. Tem especial importância nutricional para adultos; no entanto, é a mais importante fonte de energia durante o primeiro ano de vida de um ser humano, fornecendo quase metade da necessidade energética total em crianças.

E é aí que está o grande erro. Se, em todo o mundo animal, obviamente nos mamíferos, após o desmame o filhote não consome mais o leite materno, por que nós, humanos, nos forçamos a continuar "mamando" após crescermos?

Para ser absorvida, a lactose precisa ser hidrolisada, no intestino, pela lactase. A lactase é abundantemente encontrada em uma porção do intestino delgado, o duodeno; sua função é especificamente hidrolisar a lactose. Em outras palavras:

A lactose é quebrada em dois açúcares menores (glicose e galactose), que são absorvidos no intestino delgado, alcançam a corrente sanguínea e, então, são utilizados como fonte de energia pelas células. A lactase é a enzima que faz essa quebra. A lactose não é digerida quando há deficiência parcial ou total da lactase, então alcança o intestino grosso (cólon). As bactérias do cólon metabolizam a lactose absorvida e produzem gases, que são responsáveis pelos sinais e sintomas da intolerância à lactose.

Os graus de intolerância são variados. Obviamente, não é 100% da população que apresenta a intolerância, mas é um número muito mais alto do que as estatísticas mostram. Esse número é subnotificado. Em determinadas populações, a intolerância à lactose pode estar presente em 90% da população adulta. Em outras – por exemplo, as populações do norte da Europa –, não chegam a 25% da população.

A intolerância à lactose está associada a problemas digestivos, como diarreia, gases, náusea, inchaço abdominal, deficiências nutricionais, inflamação crônica, entre outros.

O principal local de ação dessa enzima é o intestino delgado. A lactose não consegue ser absorvida pelo intestino humano. Ela precisa ser quebrada em glicose e galactose para que, então, estas sejam absorvidas. Toda a lactose é quebrada para sua absorção, não indo lactose para a parte final do intestino (intestino grosso). O grande problema ocorre quando perdemos essa enzima. O resultado é que a lactose não será digerida, ficando no interior do intestino. A lactose tem alto poder osmótico, ou seja, atrai água para dentro do intestino. Isso ocasiona aquela sensação de inchaço. O excesso de água no intestino irá estimular as contrações intestinais (peristaltismo) para eliminar esse alimento não digerido. Esse peristaltismo acelerado irá dificultar que o alimento fique mais tempo em contato com o intestino, o que resultará em menor taxa de absorção de nutrientes, como as vitaminas. Por esse motivo, muitas pessoas com intolerância à lactose têm múltiplos déficits de vitaminas.

Costumo atender, no consultório, pacientes com cabelos quebradiços e unhas frágeis. Grande parte se deve à deficiência de vitaminas, como a biotina e o oligoelemento zinco. Tanto a intolerância à lactose como a hipersensibilidade ao glúten podem estar associadas a esse quadro. A simples retirada desses alimentos provoca melhora surpreendente nos cabelos e nas unhas.

Vamos continuar com o caminho percorrido pela lactose. Posteriormente, a lactose entra no intestino grosso e é digerida pelas bactérias do cólon. Essa digestão gera gases, como o hidrogênio, o metano e o dióxido de carbono, causando ainda mais inchaço e dor abdominal. Esses gases são responsáveis pela grande flatulência nos indivíduos intolerantes. Todo esse conjunto gera os episódios de diarreia, que muitas vezes é explosiva.

As bactérias intestinais ruins são as que mais utilizam a lactose não digerida. Isso leva a uma proliferação dessas bactérias em detrimento das boas bactérias.

Como explicado anteriormente, essas bactérias ruins produzem muitos mediadores inflamatórios, levando os indivíduos ao estado de inflamação crônica. A inflamação crônica vai aumentar a incidência de múltiplas doenças, como obesidade, diabetes, doença cardiovascular, mal de Alzheimer, câncer, entre outras.

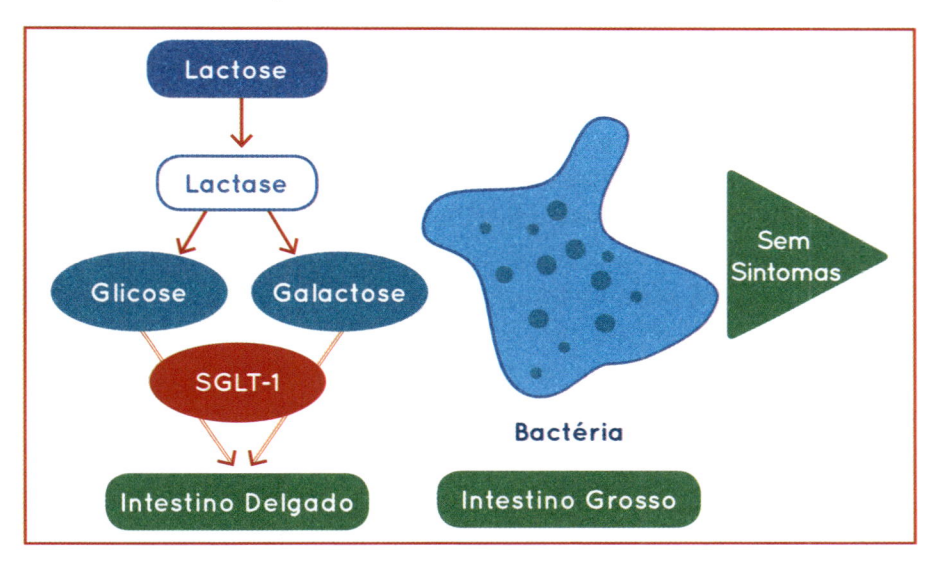

Figura que mostra o processo de digestão normal. A lactose é degrada em glicose e galactose no intestino delgado, não chegando lactose ao intestino grosso.

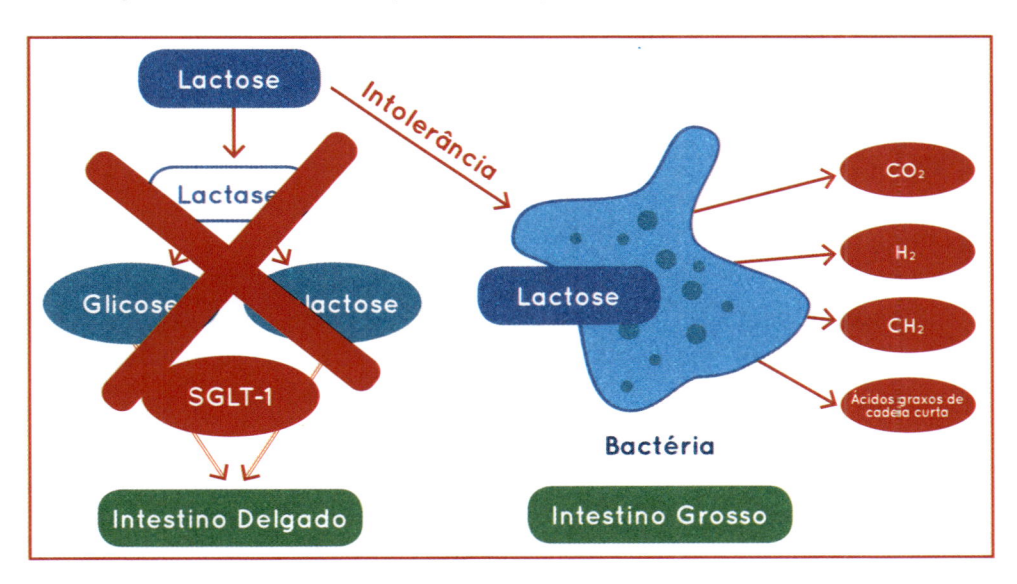

Figura que mostra o processo de intolerância. A lactose não é degrada em glicose e galactose no intestino delgado. A lactose não digerida vai ser metabolizada pelas bactérias do intestino grosso. O resultado será produção de gases, levando ao inchaço abdominal.

É importante estabelecer a diferença entre intolerância, alergia e sensibilidade, pois suas consequências podem ir de um mal-estar ao risco de vida. A alergia é uma resposta do sistema imunológico a algum componente de alimento – em geral, proteínas. A intolerância se trata de uma reação adversa, que envolve a digestão ou o metabolismo, mas não o sistema imunológico. Já a sensibilidade é uma resposta anormal, que pode provocar reação semelhante à alergia.

As manifestações clínicas são mais ou menos intensas dependendo da quantidade de lactose ingerida, do trânsito intestinal, da idade do paciente e da expressão do gene responsável pela síntese de lactase. Aparecem entre 30 minutos a 2 horas após a ingestão de laticínios. As mais comuns são: inchaço abdominal, cólicas, gases, flatulência, diarreia, assaduras, náuseas, vômitos, cãimbras e, algumas vezes, constipação intestinal.

Intolerância à lactose

Existem três tipos de intolerância à lactose de causas diferentes:

1) Hipolactasia do "tipo adulto". Ocorre na maioria da população mundial adulta, com incidência variável dependendo da localização e da raça. Apenas 2% apresentam sintomas graves de intolerância à lactose. No Brasil, estima-se que 40% das pessoas apresentam hipolactasia do "tipo adulto", que se inicia após os 3 anos de idade. Manifestações clínicas mais graves e progressivas podem ser observadas nas pessoas mais velhas. A intolerância à lactose em pessoas com hipolactasia do tipo adulto é uma doença de natureza genética e ocorre em pessoas com predisposição.

2) Intolerância congênita à lactose. Muito rara e manifesta-se logo após o nascimento. O recém-nascido deve ser alimentado com uma fórmula para lactentes sem lactose. Trata-se de uma doença genética muito rara. A natureza, mais uma vez, é muito sábia. Um grande número de bebês com intolerância congênita iria prejudicar a perpetuação da espécie. Pense comigo. Até os 6 meses de vida, é recomendado o aleitamento materno exclusivo. A fonte principal de carboidratos viria da lactose. Como seria a nutrição dessas crianças com deficiência congênita? Com certeza, não poderia ser com leite materno. Já imaginou as consequências?

3) Intolerância secundária à lactose. Doença adquirida, deve-se a algumas entidades que causam lesões ao intestino delgado. Ocorre deficiência temporária de lactase, que, após períodos de tempo variáveis, retorna aos valores

normais, uma vez controlados os fatores desencadeantes. Diarreia causada por gastroenterite viral, giardíase, alergia ao leite bovino, doença celíaca e doença de Crohn são as principais causas. Também pode ocorrer em bebês prematuros, ainda incapazes de produzir lactase em quantidade suficiente.

O diagnóstico dessa intolerância alimentar pode ser:

1) Clínico. Retiram-se todos os alimentos com lactose da dieta e os sintomas acabam em dias ou semanas. Trata-se do procedimento mais empregado. Aí convido você para conhecer meu método. É o que chamo, no consultório, do desafio dos 30 dias do Dr. Gabriel Almeida. Tiro a lactose por 30 dias. Ao final dos 30 dias, reintroduzo a lactose e avalio os sintomas. Muitos pacientes vão referir que se sentiram muito melhor nos dias em que não foi consumida a lactose. Os sintomas nos quais mais observo melhora são: diminuição da retenção de líquidos (inchaço), diminuição dos gases e melhora na disposição. O mecanismo da melhora da disposição não é bem elucidado. Alguns acreditam ser por diminuição da inflamação crônica.

Eu mesmo percebi esse efeito dos alimentos na disposição. Eu tenho uma rotina de atendimentos intensa durante a semana, mas, mesmo assim, reservo tempo para refeições no consultório. Lembro que, quando os dias de trabalho estavam ainda mais intensos, eu recorria à alimentação mais rápida. Entre um paciente e outro, eu utilizava castanhas e uma dose de *whey protein*. Percebi que, quando eu utilizava essa combinação mais de uma vez ao dia, sentia um cansaço fora do normal. Lancei mão de testes de intolerância mais específicos, como o teste de intolerância/ hipersensibilidade para 216 alimentos mediados por igg. Advinha o que encontrei: Teste positivo para castanha e a proteína do leite. Quando realizei uma pequena troca e substituí essa refeição por aveia e por proteína da carne (refeição de proteína líquida também), minha disposição ficou excelente.

2) Teste respiratório para pesquisar eliminação de hidrogênio em amostras de ar expirado. A lactose não absorvida é fermentada no intestino grosso, levando à produção de hidrogênio, sendo que parte desse gás é absorvida pelo intestino, alcança a corrente sanguínea e é eliminada no ar expirado dos pulmões em concentrações aumentadas.

3) Teste de tolerância à lactose. Após a ingestão de lactose, pessoas sem essa doença apresentam elevação da glicemia (glicose formada pela quebra da lactose) a valores maiores que 20 mg/dL em relação ao jejum. Essas variações não são observadas nos intolerantes. Exemplo: imagine um paciente que tem uma glicemia sanguínea de jejum de 90. Com a ingestão de 75 g de

lactose, é esperado que sua glicemia sanguínea seja maior do que 110 mg/dl (90+20). Se ele for deficiente, sua elevação da glicemia será pouca. Subirá de 90 para 95, porque esse paciente tem pouca quantidade da enzima lactase, quebrando pouca lactose em seus subprodutos glicose e galactose.

4) Teste genético. Quando se suspeita de intolerância primária ou congênita à lactose, é possível avaliação gênica para detectar a presença de mutações que proporcionam a característica de persistência da produção de lactase e tolerância à lactose.

O tratamento consiste na redução da ingestão de lactose presente em laticínios. Esse procedimento costuma ser suficiente. Quanto mais intolerante for a pessoa, menor deve ser a quantidade desse açúcar ingerido para que não ocorram sintomas. Saber se o alimento tem lactose e em qual teor é fundamental para o paciente. Para os casos mais graves, encontram-se leite e outros produtos com redução de 80% a 90% da lactose. No Brasil, muitos alimentos industrializados não têm informação sobre a presença de lactose e seu teor. O Projeto de Lei 2663/2003, que obriga que essa informação esteja nos rótulos, está na Câmara dos Deputados há mais de 15 anos. Existem medicamentos com a enzima lactase para o uso quando for preciso ingerir lactose em situações especiais. Essa enzima é encontrada em apresentações de pó, pílulas ou líquido e, para a digestão da lactose, deve ser ingerida logo antes do alimento.

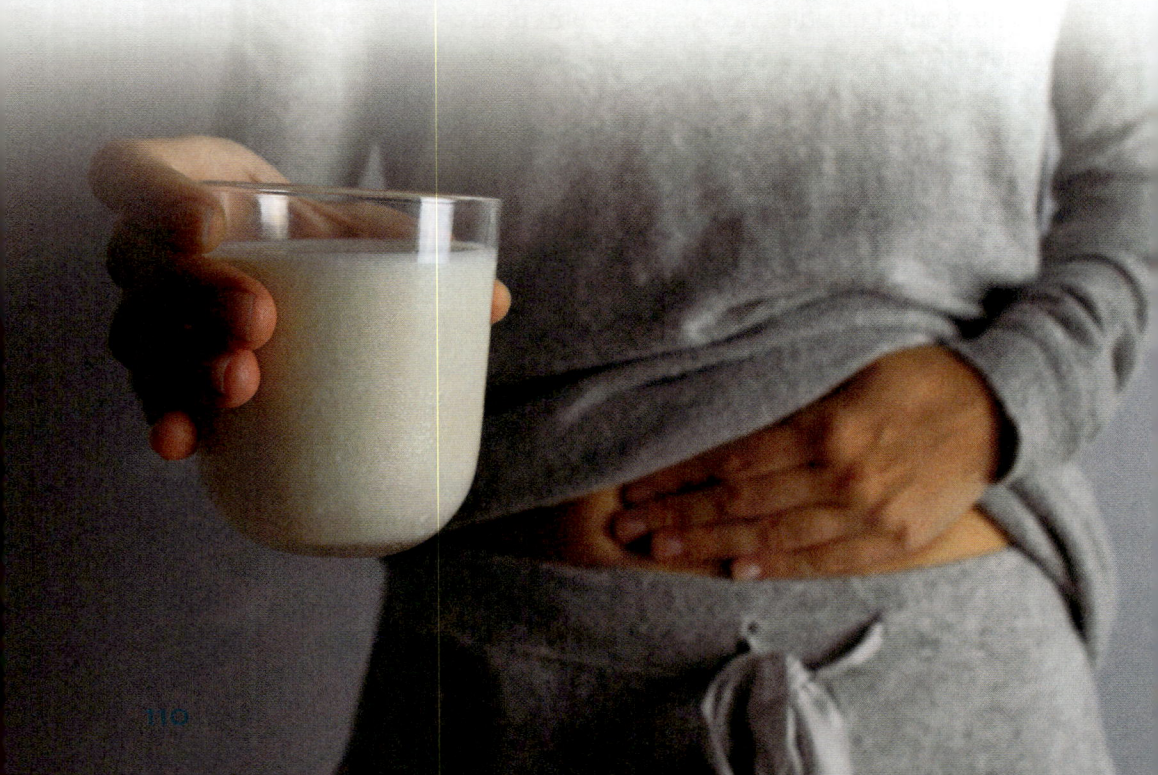

Alergia à proteína do leite de vaca (APLV)

A APLV é caracterizada pela reação do sistema imunológico quando o organismo entra em contato com a proteína do leite de vaca. Essa alergia ocorre principalmente nos três primeiros anos de vida, desaparecendo por volta dos quatros anos, sendo ainda mais raro em adolescentes.

A maior causa que pode ser apontada é a inclusão muito precoce de leite de vaca e fórmulas infantis na alimentação da criança, em detrimento do leite materno. A imaturidade do aparelho digestivo e do sistema imune, comum nessa faixa etária, é fator importante para o desenvolvimento dessa alergia.

Entretanto, mesmo por meio do leite materno o recém-nascido pode entrar em contato com a proteína do leite de vaca. Portanto, é extremamente importante as mães prestarem atenção na sua alimentação e no surgimento de sintomas no bebê. Os sintomas são vômitos, dor abdominal, diarreia, flatulência, presença de sangue nas fezes e dermatites (vermelhidão na pele, aparência de "pele grossa"), podendo desencadear outros processos alérgicos, como asma e eczema.

O surgimento dessa doença se dá não só pela presença de proteína do leite de vaca, mas também pela permeabilidade da parece intestinal (síndrome do intestino irritável), além do fator genético.

O diagnóstico deve ser criterioso, incluindo, além de exames laboratoriais, a retirada de todo e qualquer alimento que tenha proteína do leite da vaca por um curto período, seguida pela reintrodução dos alimentos para observação de sintomas. O tratamento requer a retirada do leite de vaca, o que afeta diretamente o aporte de cálcio e prejudica a quantidade de proteínas da alimentação.

É importante ressaltar que a retirada desses alimentos sem que haja uma substituição adequada pode acarretar em deficiência de cálcio e, para suprir a necessidade do mineral, a pessoa deve consumir principalmente vegetais de cor verde-escura, como brócolis, couve, agrião, além de repolho, nabo e peixes de ossos moles, como o salmão e a sardinha, mariscos e camarão.

Na APLV, devem ser excluídos TODOS os derivados e produtos que apresentem soro de leite, leite em pó e demais ingredientes oriundos do leite, inclusive da alimentação da mãe, no caso de amamentação. Portanto, é imprescindível observar os rótulos dos alimentos antes da compra.

Referências

BAHNA, s.l. **Cow's milk allergy versus cow milk intolerance. Ann allergy asthma immunol**. 2002 dec;89(6 suppl 1):56-60.

HERMANS, m.m.; brummer, r.j.; ruijgers, a.m.; stockbrugger, r.w. The relationship between lactose tolerance test results and symptoms of lactose intolerance. **Am j gastroenterol**. 1997 jun;92(6):981-4.

MONTALTO, m.; nucera, g.; santoro l. et al. Effect of exogenous beta-galactosidase in patients with lactose malabsorption and intolerance: a crossover double-blind placebo-controlled study. **Eur j clin nutr**. 2005 apr;59(4):489-93

OBERMAYER-PIETSCH, b.m.; gugatschka, m.; reitter, s. Et al. Adult-type hypolactasia and calcium availability: decreased calcium intake or impaired calcium absorption? **Osteoporos int**. 2007 apr;18(4):445-51. Epub 2006 nov 14.

PEREIRA-RODRIGUEZ, a.; fernandez-leiro, r.; gonzalez-siso, m.i.; cerdan, m.e.; becerra, m.; sanz-aparicio, j. Structural basis of specificity in tetrameric kluyveromyces lactis beta-galactosidase. **J struct biol**. 2012 feb;177(2):392-401.

TELLO-SOLIS, s.r.; jimenez-guzman, j.; sarabia-leos, c. Et al. Determination of the secondary structure of kluyveromyces lactis beta-galactosidase by circular dichroism and its structure-activity relationship as a function of the ph. **J agric food chem**. 2005 dec 28;53(26):10200-4.

SCIOTEC DIAGNOSTIC TECHNOLOGIES GMBH. **Scientific information on lactose intolerance and lactosolv tulln an der donau**, austria 2012.

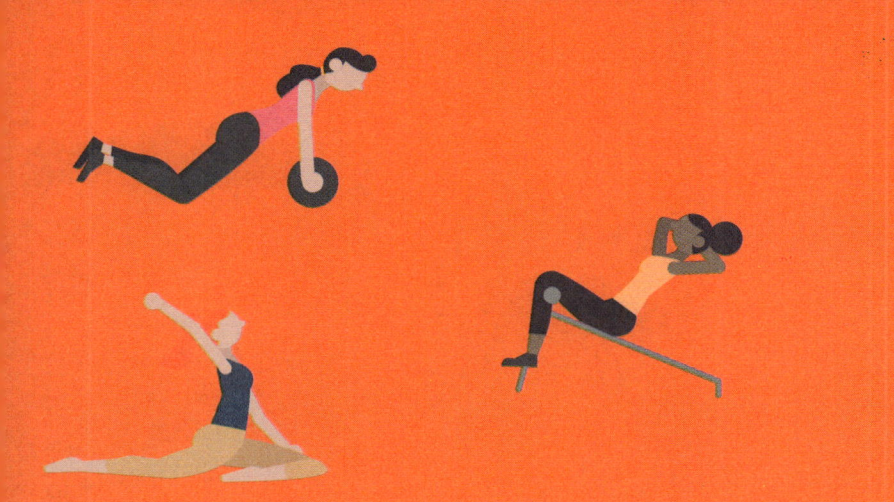

MANTENHA-SE EM
movimento

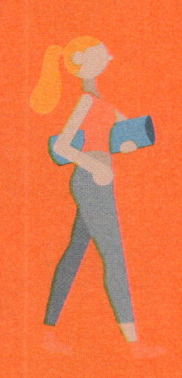

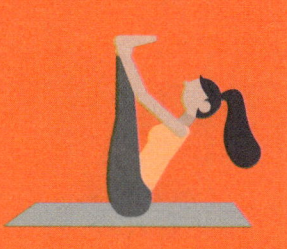

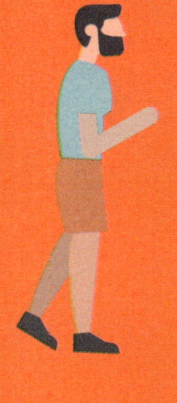

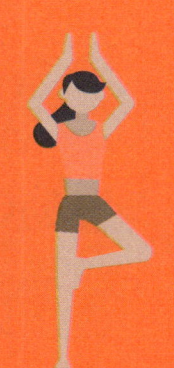

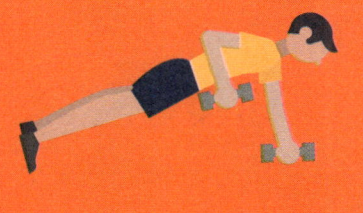

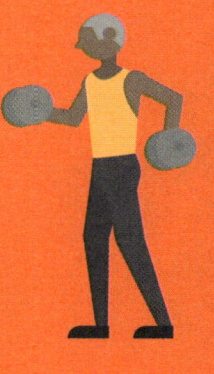

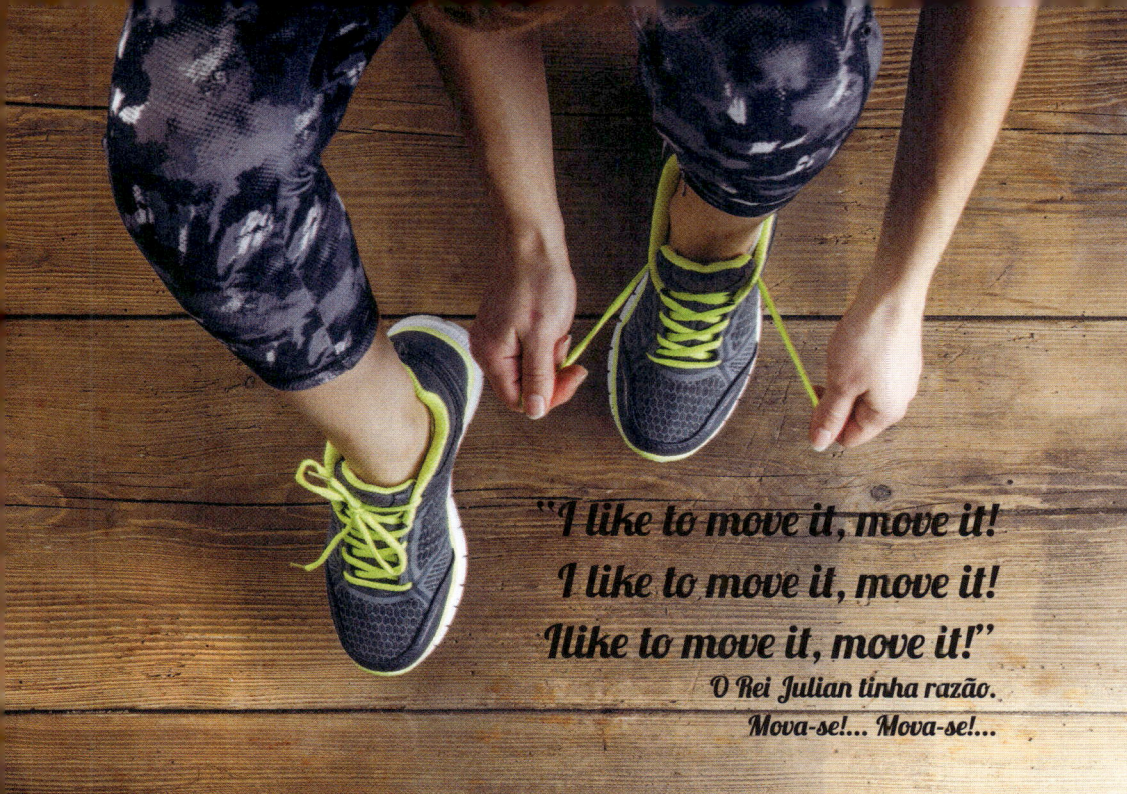

"I like to move it, move it!
I like to move it, move it!
I like to move it, move it!"
O Rei Julian tinha razão.
Mova-se!... Mova-se!...

Aproveitando o ambiente do Rei Julian, da animação *Madagascar*, lembre-se da parábola do leão e da gazela:

"Toda manhã, na África, uma gazela acorda. Ela sabe que deve correr mais que o leão ou será morta. Toda manhã, na África, um leão acorda. Ele sabe que deve correr mais rápido que a gazela mais lenta ou irá morrer de fome. Não importa se você é um leão ou uma gazela; quando o sol nascer, é melhor começar a correr."

O físico Albert Einstein teorizou uma situação hipotética interessante. Ele imaginou um cenário onde todas as coisas no mundo estivessem paradas. Imagine! As pessoas, os animais, o ar, o mar e tudo mais que tivesse algum tipo de movimento. Isso porque tudo o que acontece no mundo tem como ponto de partida um movimento. Basta você pensar no nascimento de uma criança, no velejar de um barco, no desabrochar de uma flor, tudo na vida requer movimento.

Muitas pessoas fazem exercícios físicos só no verão ou nas férias – e, pior, há os que nunca fazem. Se você faz parte desta última turma, cuidado, pois você pode estar comprometendo o bom funcionamento do seu corpo e da sua saúde. Nosso corpo foi feito para se movimentar; uma vida sedentária só o prejudica.

Então, esteja você onde estiver, fazendo o que estiver fazendo (leão ou gazela), mova-se! *Mas, Doutor, eu não tenho tempo!* Você não precisa se preparar parar correr uma maratona nem fazer caminhadas quilométricas. Você só precisa se mover.

Talvez você não tenha paciência (tempo ou dinheiro) para academias, então encontre maneiras de ser mais ativo ao longo do dia, fazendo o que você faz.

Em vez de pensar sobre atividade física como uma decisão "tudo ou nada" (ou você corre a maratona, ou fica sentadão no sofá vendo TV), encontre um meio termo que seja prazeroso. Pense em simplesmente se movimentar mais vezes. Sente-se menos, seja menos sedentário.

Por exemplo, se você trabalha num emprego formal, saiba que o Decreto-Lei nº 5.452/1943, que é a Consolidação das Leis do Trabalho (CLT), em seu artigo 71, prevê que, em qualquer trabalho contínuo, que dure mais de seis horas, é obrigatória a concessão de um intervalo para repouso ou alimentação, o qual será, no mínimo, de uma hora. Então, se você tem uma hora de almoço, em vez de comer e achar um canto para tirar uma soneca, vá dar uma volta... Faça uma pequena caminhada. Dê uma volta no quarteirão, ande mais uma quadra... Olhe as vitrines...

Se sua jornada não excede seis horas, é obrigatório um intervalo de 15 minutos a cada quatro horas. Coloque um alarme para lembrá-lo de se movimentar. Em 15 minutos você dá uma volta no quarteirão, vai ao banheiro, toma água, por exemplo.

Outra dica muito boa: se você mora em prédio residencial, ao chegar do trabalho, suba as escadas em vez de usar o elevador. Descer escadas estimula a coordenação. É mais difícil equilibrar-se na descida de escadas do que na subida. Na subida, você trabalha os músculos da perna e sua capacidade cardiovascular. Na descida, você irá estimular o cerebelo, exercitando o equilíbrio.

Doutor Gabriel, não moro em apartamento. Sem problemas. Desça dois pontos antes do ponto de chegada de sua casa e vá caminhando. Se você, mais uma vez, tentar esquivar-se das minhas dicas e rebater dizendo que vai trabalhar de carro, eu digo: na ida para o trabalho, estacione antes e vá caminhando. Não existem desculpas.

Vivemos uma epidemia de sedentarismo. Dados do IBGE de 2015 mostram que 62,1% dos brasileiros acima de 15 anos não praticam nenhum tipo de esporte ou atividade física. Muitos especialistas da Escola Harvard de Saúde Pública e da Universidade de Columbia indicam que andar 10 mil passos por dia já é suficiente para deixar de ser sedentário. O mais importante é subir a frequência cardíaca. Por isso são indicados passos rápidos.

Existem evidências de que, ao fazer isso, reduzimos a incidência de diabetes, doenças cardiovasculares e câncer. E só posso saber se sou sedentário ou não pelo número de passos? Claro que não. O Colégio Americano de Medicina do Esporte diz que é sedentário quem pratica menos do que 150 minutos de atividade física moderada ou 75 minutos de atividade física intensa por semana.

Tente agendar seu dia com atividades sedentárias e atividades ativas alternadas. Sempre que possível, levante-se ou ande enquanto faz alguma tarefa simples, que você normalmente faria sentado, tal como falar ao telefone. Suba e desça as escadas em vez de usar a escada rolante ou o elevador. Ande até o supermercado e carregue as sacolas para casa, em vez de pegar o carro. Faça coisas em casa, como jardinagem, lavar roupas ou aspirar o pó…

Como já falei, passamos muito tempo sentados, estudando, trabalhando, mexendo no computador, mas é bom fazer uma pausa de vez em quando, dar uma voltinha, espreguiçar, olhar para outra coisa que não o caderno ou o monitor. É bom criar uma rotina de pausas.

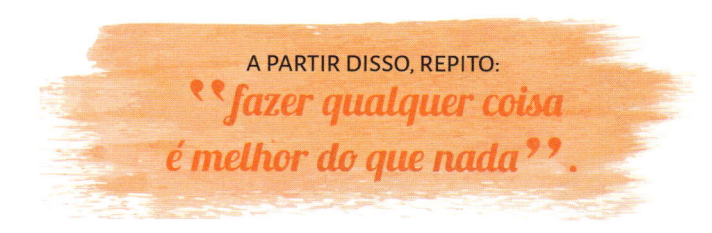

> A PARTIR DISSO, REPITO:
> *"fazer qualquer coisa é melhor do que nada"*.

Doutor, eu trabalho em casa. Já faço exercícios o dia todo.
Ótimo.
Mas não fique apenas nisso. Use uns minutos de seu dia para alongar, relaxar e cuidar do seu corpo. Quer mais exemplos?

Exercite as mãos – Quanto você usa as mãos no dia a dia? Muito, né? Por isso mesmo, é importante cuidar delas e exercitá-las também. Um jeito fácil de fazer isso é usar um elástico (de papel ou de cabelo, tanto faz): com os dedos esticados, feche a mão, juntando os dedos (fazendo a forma de uma tulipa, sabe?), e coloque o elástico em volta dos dedos; tente, então, abrir e fechar a mão, fazendo força contra o elástico, de cinco a dez vezes. Não deixe de repetir com a outra mão!

Faça uma automassagem – Para descansar mantendo-se em movimento, especialmente naquele momento em que dá vontade de espreguiçar porque você está parado há algumas horas numa posição meio desconfortável.

O passo a passo é simples: pegue uma bolinha de tênis (ou outra bola semelhante: não muito grande e relativamente dura), fique em pé, de costas para uma parede, e coloque a bolinha entre você e a parede. Então, é só pressionar as costas contra a parede, com a bolinha no meio, e ir mexendo seu tronco para a bolinha massagear você. É um alívio enorme quando a bolinha massageia os pontos que são mais travados e doloridos. Você pode, também, fazer um esquema parecido, mas ainda sentado, com uma massagem para os pés. É só pegar a mesma bolinha, tirar o sapato e colocá-la sob o pé, fazendo leve pressão contra a bolinha, mexendo de um lado para o outro, para ir relaxando aos poucos.

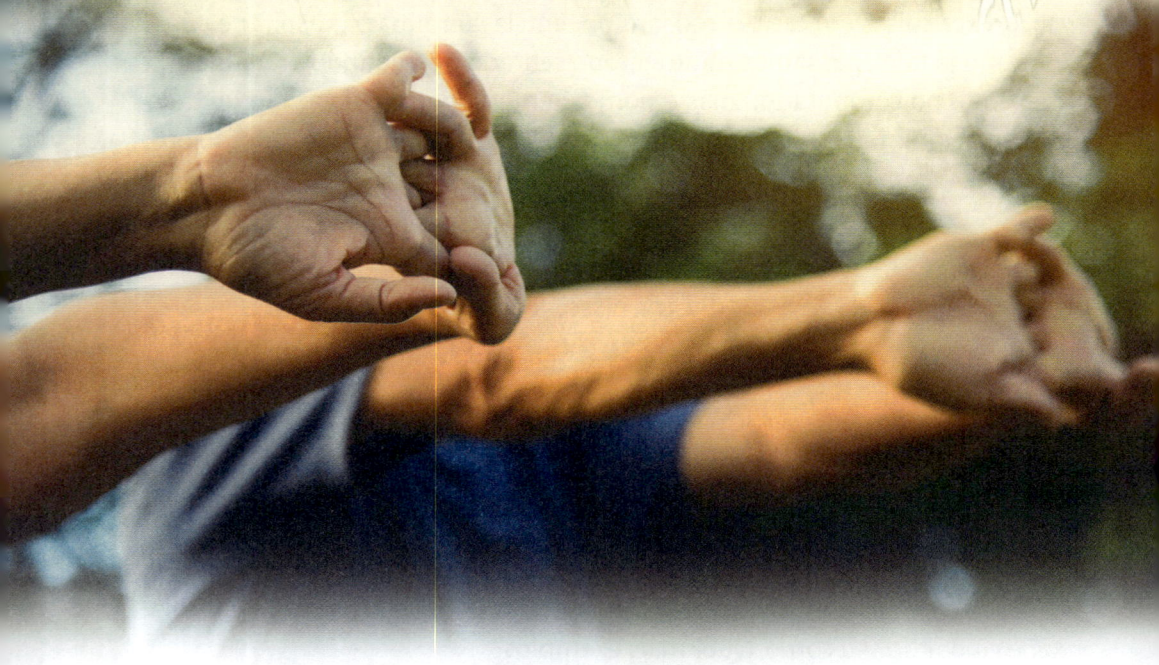

Atividades físicas

VIDA É MOVIMENTO

Se você ficar parado, enferruja (vamos ver como isso acontece – de verdade – mais à frente). Agora vamos pensar em objetivos e em como aliar a prática de atividade física a uma alimentação adequada.

Se você quer emagrecer, há algumas estratégias que devem ajudá-lo.

- Exercícios aeróbicos, como caminhada, natação e corrida, de intensidade moderada e de forma contínua, por um intervalo de tempo de pelo menos 30 minutos.

- Treinamento HIIT – *High Intensity Interval Training* – consiste em exercícios aeróbicos de alta intensidade por um curto período de tempo, intercalado com momentos de descanso. A grande vantagem do HIIT é a economia de tempo, podendo ser realizado em cerca de 10 a 15 minutos.
- Exercícios de resistência, como a musculação, favorecem o aumento da massa magra, além da perda de gordura.

Como assim, Doutor? Musculação para emagrecer? Exato! Quando você faz musculação, microrrupturas surgem em sua fibra muscular, então o corpo inicia o processo de reparo dela. Esse processo pode durar mais de 48 horas e, para acontecer, gasta-se energia na forma de calorias, o que facilita o emagrecimento.

Aproveito para explicar o conceito de EPOC (*Excess Post Exercise Oxygen Consumption*), que é a medida de consumo excessivo de oxigênio pós-exercício. O metabolismo pós-exercício é predominantemente aeróbico (uso do oxigênio como combustível). Após o exercício de resistência, é notado um consumo acima do esperado de oxigênio no período de repouso (EPOC). De forma mais clara, enquanto no exercício aeróbico você tem um gasto na hora em que está se exercitando, na musculação o gasto energético pode persistir por dias após a atividade. Além disso, a musculação favorece a hipertrofia muscular (aumento do músculo), o que aumenta a taxa metabólica basal.

Vou dar um exemplo: imagine um indivíduo de 100 kg, com obesidade que tenha uma taxa metabólica basal de 2.000 kcal. Grosso modo, se ele comer mais de 2.000 kcal, engordará; se comer menos, emagrecerá; se comer sempre 2.000 kcal, manterá o peso. No entanto, se esse indivíduo perder 20 kg, principalmente de massa magra, sua taxa metabólica basal vai diminuir para 1.600 kcal, hipoteticamente falando. O que o aconteceu? Nesse ponto, se ele comer 1.800 kcal, começará a engordar. Antes, ele poderia comer 1.800 kcal e mesmo assim emagrecer, mas, como teve diminuição da taxa metabólica basal por perda de massa muscular, sua situação mudou.

Muitos dos casos de efeito sanfona ocorrem por isso. Perda de grande quantidade de massa muscular, dando, assim, a falsa impressão de emagrecimento.

Lembre-se: você pode emagrecer aumentando de peso – perde 5 kg de gordura, mas ganha 10 kg de massa muscular –, ou engordar baixando de peso – ganha 5 kg de gordura, mas perde 10 kg de massa muscular.

Você é o que você come, lembra?

Então, preste muita atenção ao que coloca no prato, especialmente antes e depois do treino.

> **Dica** faça seis refeições por dia: café da manhã, lanche da manhã, almoço, lanche da tarde, janta e ceia.
>
> *Mas, comendo tanto assim, vou engordar em vez de emagrecer, Doutor!*
>
> Ledo engano. Comer várias vezes em pequenas porções é um excelente caminho para quem quer perder peso. Você gasta energia em cada refeição. Isso é o que chamamos de termogênese induzida pelo alimento. Mas evite, a qualquer custo, bobagenzinhas como doces, biscoitos, bolachas recheadas, alimentos industrializados, frituras, *fast-foods*...

Veja alguns exemplos de exercícios que ajudam a emagrecer:

Lembrando que exercício físico deve ser supervisionado por um profissional da área de Educação Física.

- Zumba: até 800 calorias por hora
- *Muay thai*: 750 calorias por hora.
- Correr na esteira: até 700 calorias por hora
- *Spinning*: 600 calorias por hora
- *Step*: 500 calorias por hora
- Hidroginástica: 500 calorias por hora
- *Body pump*: 500 calorias por hora
- Natação: 400 calorias por hora

MAS CUIDADO! ESSES SÃO EXERCÍCIOS QUE DEVEM SER REALIZADOS SOB ORIENTAÇÃO PROFISSIONAL, PARA QUE SEJAM REALIZADOS CORRETAMENTE E NÃO HAJA LESÕES NOS MÚSCULOS E NAS ARTICULAÇÕES. Treinar em casa pode ser mais cômodo e econômico, mas, se for possível, o ideal é você ir a uma academia de ginástica, porque lá o treino vai ser regularmente acompanhado por um profissional. Além disso, as sequências que você realizará serão adequadas às suas necessidades. O que digo sempre a meus pacientes é que a melhor academia é a que fica mais próxima de casa. Buscar uma academia muito longe de sua residência será mais uma desculpa para faltar os treinos. Outra dica que dou é a que faço diariamente: meu primeiro compromisso do dia é a atividade física. Já testei vários horários e via que, quando deixava a atividade física para a noite, muitas vezes surgiam imprevistos. No período da noite, sempre havia aniversário de criança para levar meu filho, jantar com amigos etc. Aí, o que eu cancelava? A atividade física. Quando deixo a atividade para cedo, nunca furo. Não conheço alguém que faça reunião com amigos para tomar café da manhã ou aniversário de criança às 6 horas da manhã. Comece a fazer isso: exercício físico como primeira atividade do dia. Sua taxa de sucesso será muito maior.

Musculação para todas as idades

Na internet, viralizou um vídeo de uma senhora de 78 anos fazendo musculação. Ela é a nova sensação *fitness* da internet. Shirley Webb costumava cortar grama para se manter em forma e agora malha numa academia duas vezes por semana. Seu vídeo fazendo *deadlift* com 102 kg impressiona, mas ela não está sozinha.

Ernestine Shepherd, de 80 anos, é considerada a fisiculturista mais velha do mundo. Natural de Baltimore, EUA, ela nasceu em 1936 e só começou a se exercitar aos 56 anos. Desde então, já arrebatou alguns prêmios de fisiculturismo e foi considerada a competidora mais antiga do mundo pelo *Guinness book*. Como era de se esperar, nada disso apareceu por acaso na vida de Ernestine e foi necessária muita determinação para chegar a esse patamar.

A "vovó" conta que acorda todos os dias às 3 horas da madrugada, corre cerca de 100 km por semana e se alimenta de uma dieta controlada, composta principalmente por ovos, e é esse o caminho.

Sem o treinamento com pesos, seus músculos atrofiam e perdem massa. A perda de massa muscular associada à idade é conhecida como sarcopenia. Ela começa por volta dos 40 anos, levando a uma perda de 8% da massa magra em cada década. Depois dos 70 anos, a massa muscular diminui em cerca de 15% por década. Isso ocorre gradualmente e você nem vai notar, mas, quando estiver na casa dos 70 anos, época em que a sarcopenia tende a acelerar, você pode começar a se sentir mais fraco e descobrir que não pode mais fazer coisas, fisicamente, que costumava fazer. A sarcopenia gera um círculo vicioso, no qual a diminuição de massa muscular diminui a capacidade de realizar atividade física, o que gera mais perda de massa muscular.

A sarcopenia surge aos poucos, ao longo dos anos, sem que seja sentida. E vai provocando problemas como desequilíbrio, dificuldade para caminhar e para atividades como fazer compras, arrumar a casa ou até atividades básicas, como tomar banho e levantar-se da cama.

Nos últimos 60 anos, houve acréscimo de 15 milhões de idosos no país, passando de 4% para 9% da população brasileira, segundo o IBGE. Em 2025, estima-se um aumento de mais de 33 milhões, tornando o Brasil o sexto país com maior percentual populacional de idosos no mundo. O envelhecimento está ligado ao grupo de alterações do desenvolvimento que ocorrem nos últimos anos de vida e está associado a alterações profundas na composição corporal. Com a idade, há aumento na massa de gordura corporal, especialmente com o acúmulo de depósitos de gordura na cavidade abdominal e diminuição da massa corporal magra.

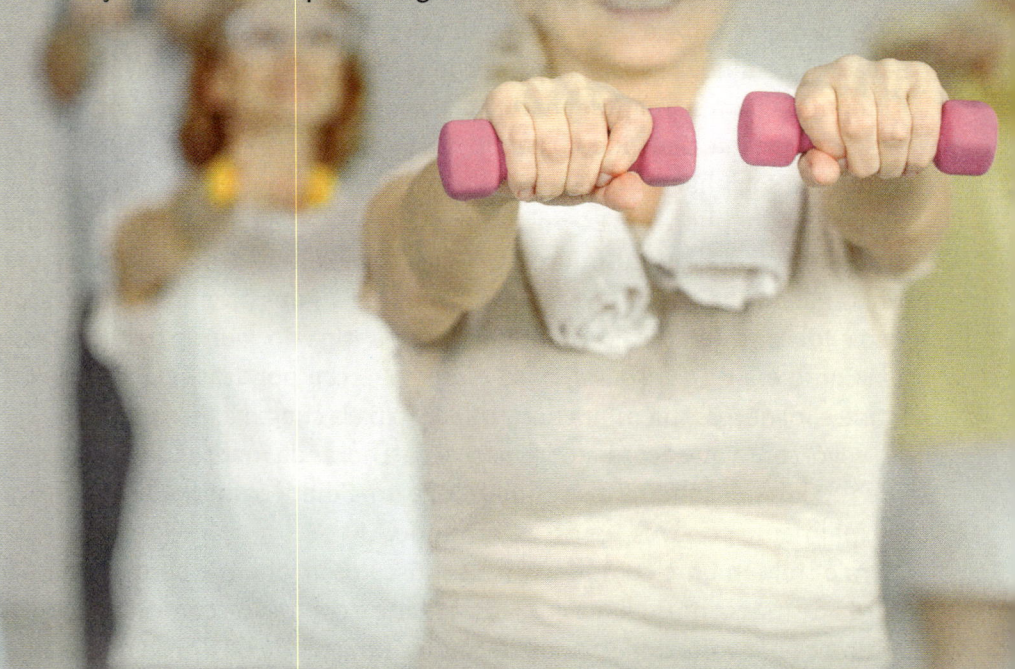

À medida que a massa muscular atrofia, o idoso tem maior risco de quedas e começa a apresentar a necessidade de andar com o apoio de alguém, de uma bengala ou de cadeira de rodas, além de ter mais dores pelo corpo, provocadas não só pelo desgaste dos ossos e das articulações, mas também pela falta de músculos para ajudar na estabilização das juntas do corpo.

Para evitar a sarcopenia, é muito importante praticar atividades físicas, tanto de força muscular e resistência – por exemplo, musculação e pilates – quanto aeróbico, como caminhadas e corridas, para melhorar a circulação sanguínea e o desempenho aeróbico. Além disso, ter uma alimentação rica em proteínas – presentes em carnes, ovos e derivados do leite, como o whey protein –, para estimular o crescimento muscular, além de carboidratos, gorduras e calorias para dar energia, nas quantidades corretas, de preferência orientadas pelo nutricionista

E, claro, evitar o fumo e a bebida alcoólica. O cigarro, além de alterar o apetite, compromete a circulação sanguínea e intoxica todas as suas células; e as bebidas alcoólicas, além de contribuírem para a desidratação, estão associados à perda de massa muscular e prejudicam o funcionamento de importantes órgãos do corpo, como fígado, cérebro e coração.

Para completar, é essencial beber água. Esqueça aquele ditado que orienta beber 2 litros de água por dia. É muito generalista. O cálculo correto seria de 40 mL para cada kg de peso, em 24 horas. Ou seja, para um indivíduo de 70 kg, é necessária a ingestão de 2,8 litros por dia (40 mL x 70 kg = 2.800 mL). O percentual de água em nosso corpo é de aproximadamente 70% do nosso peso. À medida que envelhecemos, esse porcentual começa a diminuir. Por isso, começam a acentuar-se os sinais de envelhecimento da pele, como o surgimento de rugas. A adequada hidratação melhora a saúde, a circulação, o rimo intestinal, a função renal, dentre outros benefícios no corpo.

É de fundamental importância que sejam feitos os *check ups* para identificar e tratar possíveis doenças que podem piorar a perda de massa magra, como diabetes, hipotireoidismo, doenças do estômago, intestino e relacionadas à imunidade, por exemplo.

Dos suplementos utilizados para aumentar a massa muscular, sem dúvida o mais importante é a creatina. Ela é composta de três aminoácidos – arginina, glicina e metionina – e é encontrada principalmente na carne vermelha. Engana-se quem acha que vai consumir uma quantidade adequada de creatina apenas por meio da alimentação. A creatina é absorvida pelo músculo esquelético e incorporada ao fosfato, formando a fosfocreatina. Ela irá regenerar seu ATP, que é sua moeda energética celular. Vou explicar de forma mais clara fazendo uma analogia: imagine um indivíduo que chega ao Brasil vindo de outro país. O dinheiro dele não vale nada aqui. Para usufruir dos benefícios, ele terá de ir a uma casa de câmbio e trocar o seu dinheiro do país de origem dele pelo nosso dinheiro, o real.

Os alimentos que você ingere – por exemplo, carboidratos, proteínas e gorduras – não são utilizados como energia. Eles precisam ir para nossas mitocôndrias (nossa casa de câmbio celular), onde serão convertidos, no final, em ATP. Esse ATP será responsável pela energia de todas as suas células.

Muitas pessoas afirmam que a creatina pode causar ganho de peso, mas esse ganho de peso é ocasionado pela água que entra nos músculos. Esse aumento de água intramuscular é fundamental para a síntese proteica e o aumento da massa magra. Um grande benefício da creatina é o aumento da massa muscular nos idosos, minimizando os efeitos da sarcopenia – que, como eu já disse, é a perda de músculo, função e força que ocorre com o avançar da idade. Outro suplemento bastante indicado é o *whey protein*. Ele também tem ação de aumentar massa muscular, por estimular um receptor do ganho de massa muscular chamado Mtor. Doses mais altas de *whey protein* (40 g/dia) estão associadas a aumento de massa magra por outra via, que é a do aumento dos ribossomos (soldadinhos para construção muscular.

Outros dois suplementos muito importantes para os idosos são a vitamina D e o beta-hidroxi-beta-metilbutirato (hmb), que é um produto gerado pelo metabolismo do aminoácido leucina. Eles aumentam a massa magra e a força muscular e diminuem a perda de massa magra e melhoram o equilíbrio. O equilíbrio adequado impede as quedas nos idosos. As quedas nos idosos são um elemento responsável por diminuir a expectativa de vida nessa faixa etária.

Pesquisas recentes mostraram que a perda de força muscular relacionada à idade não pode ser explicada apenas por alterações nos músculos. O desgaste do sistema nervoso com o avançar da idade também contribui para os sintomas da sarcopenia. Fatores nutricionais podem agir melhorando a função do sistema nervoso e do músculo. Quatro substâncias estão relacionadas à melhora desses parâmetros: ômega-3, creatina, hmb e vitamina D.

DO OUTRO LADO DA VIDA...

Para as crianças, a musculação também é recomendada. Você pode matricular seu filho com mais de seis anos de idade numa academia e iniciá-lo no mundo *fitness* – obviamente, desde que sistematizada e orientada de perto por um profissional especializado.

Especialistas alemães do *Institute of Training Science and Sports Informatics* publicaram, na revista *Pediatrics*, após analisarem vários trabalhos científicos sobre treino de força em crianças e adolescentes, a conclusão de que a musculação, quando bem orientada, traz benefícios nessa e em todas as idades.

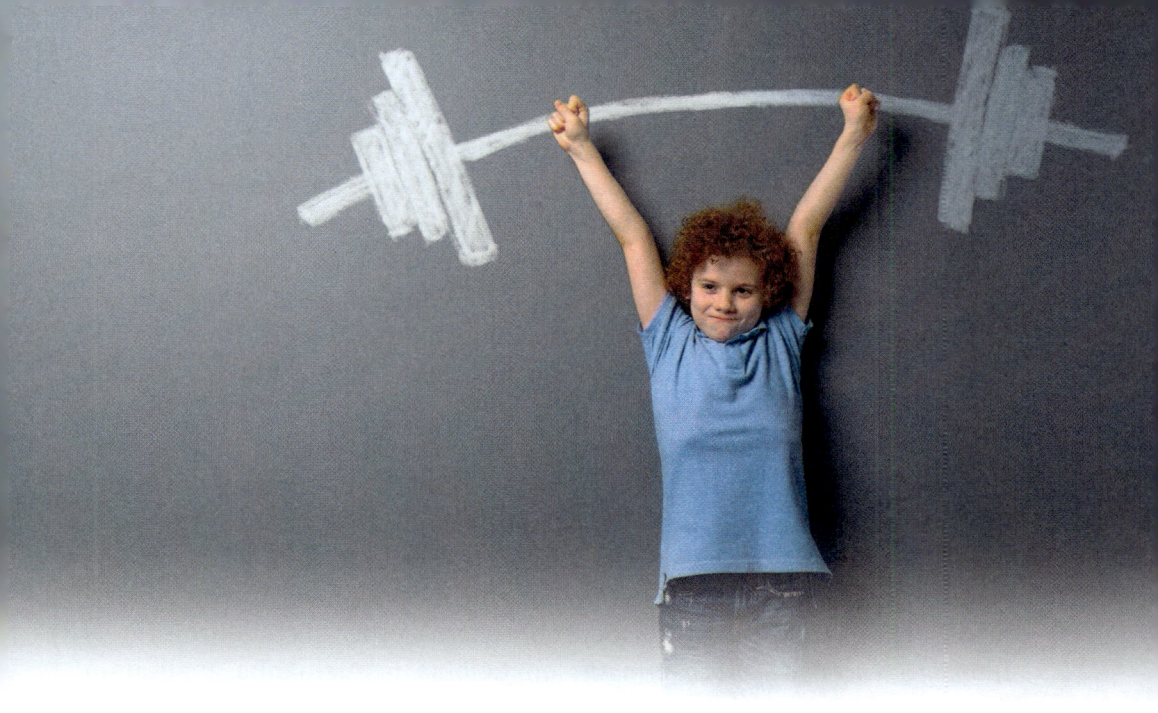

O que se chama genericamente de musculação é uma sequência de exercícios com pesos que traz muitos benefícios para o corpo. No entanto, durante muito tempo, a musculação foi estigmatizada como sendo uma atividade para se ganhar massa muscular ou "ficar bombado", como se diz popularmente. Nem mesmo os médicos viam com bons olhos a prática desses exercícios, ainda mais porque havia (e ainda há, de certa forma) muita associação com o uso de esteroides androgênicos anabólicos AAS (do inglês *anabolic androgenic steroids*), também conhecidos como anabolizantes, que podem ser naturais ou sintéticos.

SÓ UM ADENDO: ESSE AAS NADA TEM A VER COM O ÁCIDO ACETILSALICÍLICO, QUE É AQUELE REMEDINHO USADO PARA BAIXAR A FEBRE (ANTITÉRMICO), ALIVIAR A DOR (ANALGÉSICO) E É TAMBÉM ANTI-INFLAMATÓRIO. ESSE AAS (ÁCIDO ACETILSALICÍLICO) SERVE TAMBÉM PARA O TRATAMENTO DE DOENÇAS RELACIONADAS AO CORAÇÃO, REDUZINDO O RISCO DE MORTE EM ATÉ 30%.

O AAS que estigmatizou a musculação é uma substância geralmente derivada do hormônio sexual masculino, a testosterona, que promove o crescimento celular e a sua divisão, resultando no desenvolvimento de diversos tipos de tecidos, especialmente o muscular e ósseo. Contudo, mesmo ele pode ser benéfico se usado corretamente e sob orientação profissional. Por exemplo, é útil no tratamento de pacientes submetidos a grandes cirurgias ou que tenham sofrido acidentes sérios, situações que, em geral, acarretam um colapso de proteínas no corpo, gerando maior síntese proteica, massa muscular, força, apetite e crescimento ósseo. Mas isso é outra história. Voltemos à musculação.

Daquela modalidade estigmatizada, hoje a musculação é considerada um programa de exercícios quase indispensável, não só para estética e desempenho, mas também para saúde e qualidade de vida.

A ideia de que a prática de exercícios de força durante o período da infância poderia prejudicar o processo de crescimento e de desenvolvimento foi derrubada. Numa das maiores revisões sobre o tema, especialistas do *Institute of Training Science and Sports Informatics*, em Colônia, na Alemanha, analisaram dezenas de estudos feitos nas últimas décadas sobre treinamento de força para meninos e meninas entre 6 e 18 anos. Os pesquisadores concluíram que o treinamento de força traz benefícios quando bem orientado.

De acordo com a pesquisa publicada no periódico *Pediatrics*, jovens de qualquer idade que participaram de treinos de resistência ao menos duas vezes na semana, durante o período de um mês ou mais, obtiveram maior ganho de força em comparação com aqueles que se exercitavam apenas uma vez na semana ou por períodos mais curtos. Esses resultados contrariam a antiga afirmação de que crianças e adolescentes não poderiam praticar treinamento de força porque esse modelo de exercício resultaria em baixa estatura e danos físicos.

A NSCA (Associação Americana de Força e Condicionamento) tem recomendado o treino de força nessa faixa etária como forma de melhorar o desenvolvimento corporal, fortalecer a massa óssea, reduzir o risco de lesões, controlar o peso, evitar a hipertensão, melhorar a concentração, a sociabilidade e a autoestima.

De modo geral, as recomendações pedem que sejam respeitadas as diferenças biológicas, como maturidade física e psicológica além do nível de experiências com práticas corporais que a criança tenha. O cronograma de atividades físicas para crianças e adolescentes deve incluir outras atividades além do treinamento de força, como exercícios aeróbicos e de flexibilidade e a iniciação em atividades esportivas.

Para as crianças de todas as idades, é recomenda a prática de atividades físicas desde que sejam agradáveis e apropriadas para o crescimento e o desenvolvimento, além de respeitar as limitações delas. Podemos incluir aqui caminhadas, jogos, brincadeiras, danças, esportes e outros exercícios que fortalecem os músculos e os ossos.

A ideia é incentivar a aptidão física da criança ou do adolescente, visando a encorajar a adoção de um estilo de vida saudável, para que isso se torne natural ao longo da fase adulta e na maturidade. Isso é importante também para a prevenção ou o controle da obesidade infantil, tão frequente atualmente.

> Pesquisas mostram que a atividade física melhora o desenvolvimento corporal e o equilíbrio, a concentração, a sociabilidade e a autoestima, além de fortalecer a massa óssea, o aumento da estatura (crescimento longitudinal do osso) e o crescimento em espessura do osso. Além, claro, de controlar o peso – crianças ativas têm menor percentual de gordura corporal quando comparadas com crianças inativas –, aumentar a força muscular e flexibilidade.

E isso não depende do sexo. Meninos e meninas diferem pouco em relação à massa ou à força muscular até o início da puberdade. A parcela de músculo na massa corporal total é menor que no adulto e equivale a 27% do corpo. Só com o início da puberdade e consequentes alterações hormonais ocorrem acentuadas taxas de crescimento em relação à massa muscular e, portanto, o desenvolvimento diferenciado, específico do sexo, das características corporais.

Por isso, é necessária uma criteriosa avaliação médica, e a carga de exercícios deve ser respeitada. Cada criança deve saber o limite suportado, sempre começando a usar a carga mínima ou o peso do próprio corpo. Devem ser respeitadas as orientações dos professores e as regras de segurança, além das diferenças individuais, da maturidade física e psicológica e do nível de experiência da criança.

Quanto mais exercícios (sob orientação), melhor. De acordo com o Instituto Brasileiro de Geografia e Estatística (IBGE), 83% dos jovens em idade escolar assistem a mais de duas horas de TV por dia, 70% deles têm uma ou menos aulas de educação física por semana, e 32% dos jovens em idade escolar entre 11 anos e 19 anos estão com sobrepeso ou são obesos.

Portanto, não proíba as crianças de fazer essa modalidade de treinamento, mas exija sempre profissionais qualificados e capacitados para o desempenho dessas funções. Procure também que seja feito, no pré-treinamento, um acompanhamento médico para que haja controle maior com segurança nas atividades desempenhadas, já que, segundo os pesquisadores, estimular as atividades físicas e os esportes durante a infância contribui para que os indivíduos continuem ativos na vida adulta e, consequentemente, tenham uma velhice mais saudável.

Então, em vez de deixar as crianças o tempo todo na frente da TV ou do *vídeo game*, incentive-os a praticar ao menos 60 minutos de atividades físicas ao dia. Vale pedalar, nadar, correr, saltar... E, claro, fazer musculação.

Falamos até aqui de idosos e crianças fazendo musculação, mas o tema deste capítulo é "musculação para todas as idades". Então, se você não está em uma ponta nem na outra, darei 10 motivos para você aderir a esse exercício:

- A musculação ajuda a eliminar gordura e aumentar a massa muscular;
- Com a prática regular da musculação, há grande melhora na parte estética, pois, trabalhando os músculos, você modelará seu corpo;
- O exercício melhorará a circulação sanguínea, beneficiando não só seu corpo, mas também seu cérebro, trazendo melhoria dos aspectos cognitivos (atenção, concentração, memória e aprendizagem);
- Os exercícios de musculação nos membros inferiores do nosso corpo ajudam o sangue a retornar ao coração (músculos da perna fortes contraem durante o movimento, ajudando a empurrar o fluxo sanguíneo de volta para o coração);
- Falando em circulação, a musculação torna seu coração mais saudável. A musculação treina o coração para esforços intensos, enquanto os exercícios aeróbios preparam o coração para atividades mais prolongadas. Quando a pessoa fortalece os músculos, a frequência cardíaca e a pressão arterial sobem menos com o esforço;
- A musculação também melhora a postura, pois a maioria dos casos de dores nas costas é relacionada à fraqueza muscular e à falta de flexibilidade. Assim sendo, o trabalho com peso é indicado nesses casos, pois os músculos (que sustentam os ossos) se tornam mais resistentes;
- Melhora também a socialização e os relacionamentos interpessoais, pois, com a autoestima elevada, você se torna mais confiante;
- Libera endorfinas (hormônio do bem-estar) que ajudam no relaxamento dos músculos, fazendo com que você se sinta melhor e tenha um sono mais tranquilo, diminuindo também o risco de insônia;
- Retarda o envelhecimento. A musculação mantém você jovem ao minimizar a perda de massa muscular, natural com o avanço da idade;
- Se nada disso ainda convenceu você, saiba que a musculação ajuda a emagrecer. Todos os exercícios ajudam na perda de peso e em todos há um gasto calórico, uns menos, outros mais. Mas os exercícios com peso aumentam a taxa metabólica basal e, com o gasto calórico diário maior, queimamos mais calorias e, com isso, diminuímos as reservas de gordura corporal.

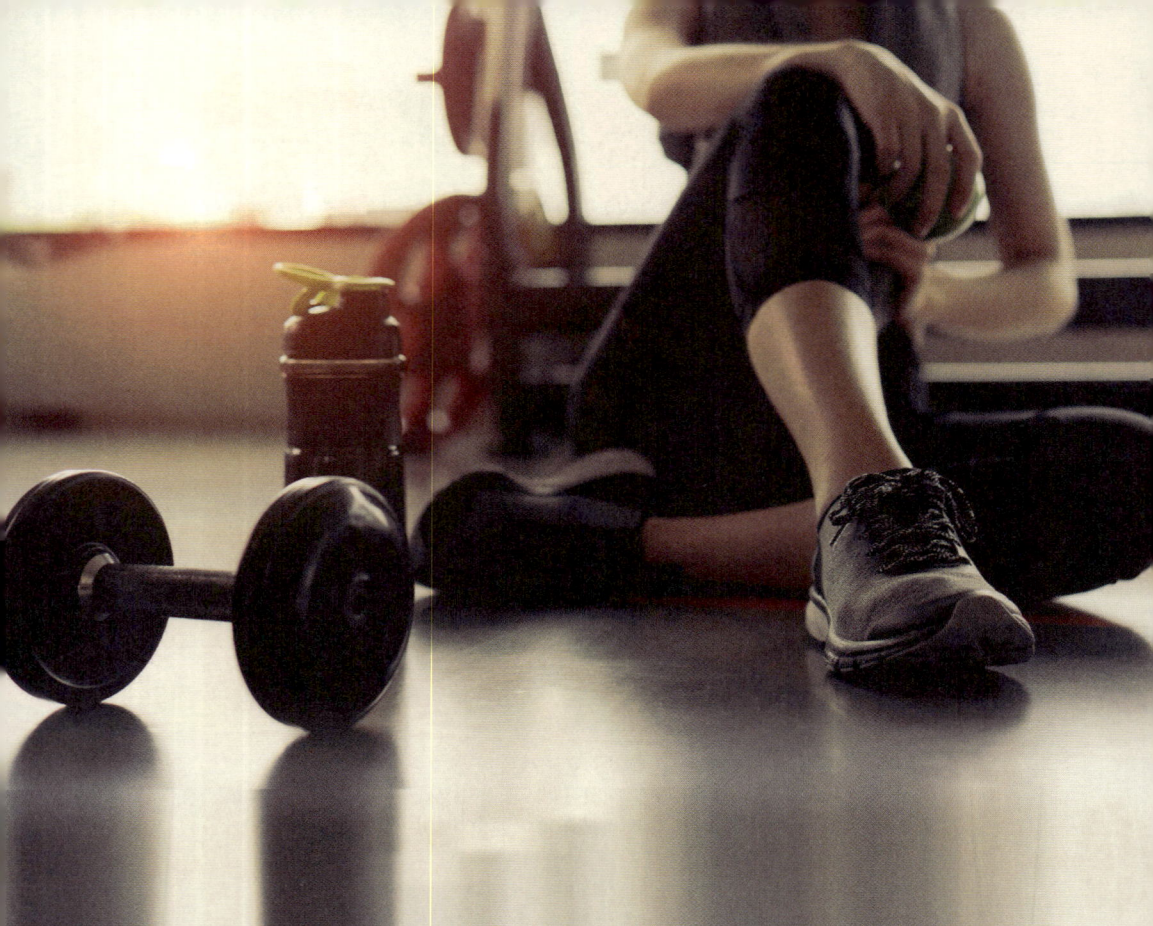

E para completar:

Você ainda previne doenças como a osteoporose, já que o exercício estimula a produção de células ósseas, fixando cálcio e aumentando a densidade óssea; a artrose, pois os músculos são fortalecidos, dando maior estabilidade às articulações, promovendo menor desgaste entre as cartilagens; o diabetes, uma vez que, quanto maior é a massa muscular, menor é a resistência à insulina, dificultando o acúmulo de açúcar no sangue, a hipertensão e por aí vai.

Claro que todos esses benefícios que citei estão diretamente relacionados com o tempo em que você pratica, a intensidade, o volume, a velocidade de execução dos movimentos, as séries, os intervalos entre os exercícios, os períodos de recuperação entre os treinos e, ainda, com sua estrutura óssea morfológica.

Está esperando o quê? Largue este livro e vá se mexer! Deixe o próximo capítulo para depois!

Referências

O lêmure Rei Julien é um personagem criado pela DreamWorks Animation, da franquia *Madagascar*. Dospinível em:

<http://madagascar.br.dreamworks.com/characters/king-julien>. Acesso em: 24 jan 2019.

AMERICAN ACADEMY OF PEDIATRICS. Strength Training by children and Adolescents. Pediatrics 2001; 107: 1470-1472

BEHRINGER, Michael. Effects of Weight Bearing Activities on Bone Mineral Content and Density in Children and Adolescents: A Meta Analysis. First published: 15 July 2013 https://doi.org/10.1002/jbmr.2036. Acesso em: 24 jan 2019.

COLÉGIO AMERICANO DE MEDICINA ESPORTIVA-ACSM. Sarcopenia e envelhecimento. Disponível em: http://www.scielo.br/pdf/fm/v24n3/10.pdf. Acesso em: 24 jan 2019.

DUVAL, G.T.; PARE, P.Y.; GAUTIER, J. et al. Vitamin D and the mechanisms, circumstances and consequences of falls in older adults: a case-control study. **J Nutr Health Aging**. 2017;21(10):1307-13.

GALLAGHER, J.C. Vitamin D and falls - the dosage conundrum. **Nat Rev Endocrinol**. 2016;12(11):680-4.

GLASSMAN, Greg. O que é condicionamento físico? October 1st, 2002. Disponível em: https://journal.crossfit.com/article/what-is-fitness-portugues. Acesso em: 24 jan 2019.

KIM, T.N.; CHOI, K.M. Sarcopenia: definition, epidemiology, and pathophysiology. **J Bone Metab**. 2013;20(1):1-10.

KOUGIAS, D.G.; DAS, T.; PEREZ, A.B. et al. A role for nutritional intervention in addressing the aging neuromuscular junction. **Nutr Res**. 2018;53:1-14.

KWON, Y.N.; YOON, S.S. Sarcopenia: neurological point of view. **J Bone Metab**. 2017;24(2):83-9.

LIZ, Carla Maria de; ANDRADE, Alexandro. Análise qualitativa dos motivos de adesão e desistência da musculação em academias. Rev Bras Ciênc Esporte. 2016;38(3):267---274. Disponível em: http://www.scielo.br/pdf/rbce/v38n3/0101-3289-rbce-38-03-0267.pdf. Acesso em: 24 jan 2019.

MCINTOSH, N.D.; LOVE, T.D.; HASZARD, J.J. et al. Beta-hydroxy beta-methylbutyrate (HMB) supplementation effects on body mass and performance in elite male rugby union players. **J Strength Cond Res.** 2018;32(1):19-26.

REDAÇÃO. 6 truques simples para melhorar a sua postura no trabalho. Disponível em: https://canaltech.com.br/carreira/6-truques-simples-para-melhorar-a-sua-postura-no-trabalho/. Acesso em: 24 jan 2019.

REINDERS, I.; SONG, X.; VISSER, M. et al. Plasma phospholipid PUFAs are associated with greater muscle and knee extension strength but not with changes in muscle parameters in older adults. **J Nutr.** 2015;145(1):105-12.

SIMÕES, Ana Paula. Musculação pode trazer benefícios à saúde de crianças e adolescentes. Disponível em:

http://globoesporte.globo.com/eu-atleta/saude/noticia/2014/03/musculacao-pode-trazer-beneficios-saude-de-criancas-entre-12-e-18-anos.html. Acesso em: 24 jan 2019.

SILVA FILHO, José Nunes. Treinamento de força e seus benefícios voltados para um emagrecimento saudável. **RBPFEX-Revista Brasileira de Prescrição e Fisiologia do Exercício**, v. 7, n. 40, 2013.

SVAHN, Krister. **Melody Modulates Choir Members´ Heart Rate.** Disponível em: <https://sahlgrenska.gu.se/english/research/news-events/news-article/melody-modulates-choir-members-heart-rate-.cid1176267>. Acesso em: 24 jan 2019.

VICKHOFF, Björn. *Et al.* Music structure determines heart rate variability of singers. Psychol., 09 July 2013 | https://doi.org/10.3389/fpsyg.2013.00334. Acesso em: 24 jan 2019.

VUKOVICH, M.D.; STUBBS, N.B.; BOHLKEN, R.M. Body composition in 70-year-old adults responds to dietary beta-hydroxy-beta-methylbutyrate similarly to that of young adults. **J Nutr.** 2001;131(7):2049-52.

Oxidação

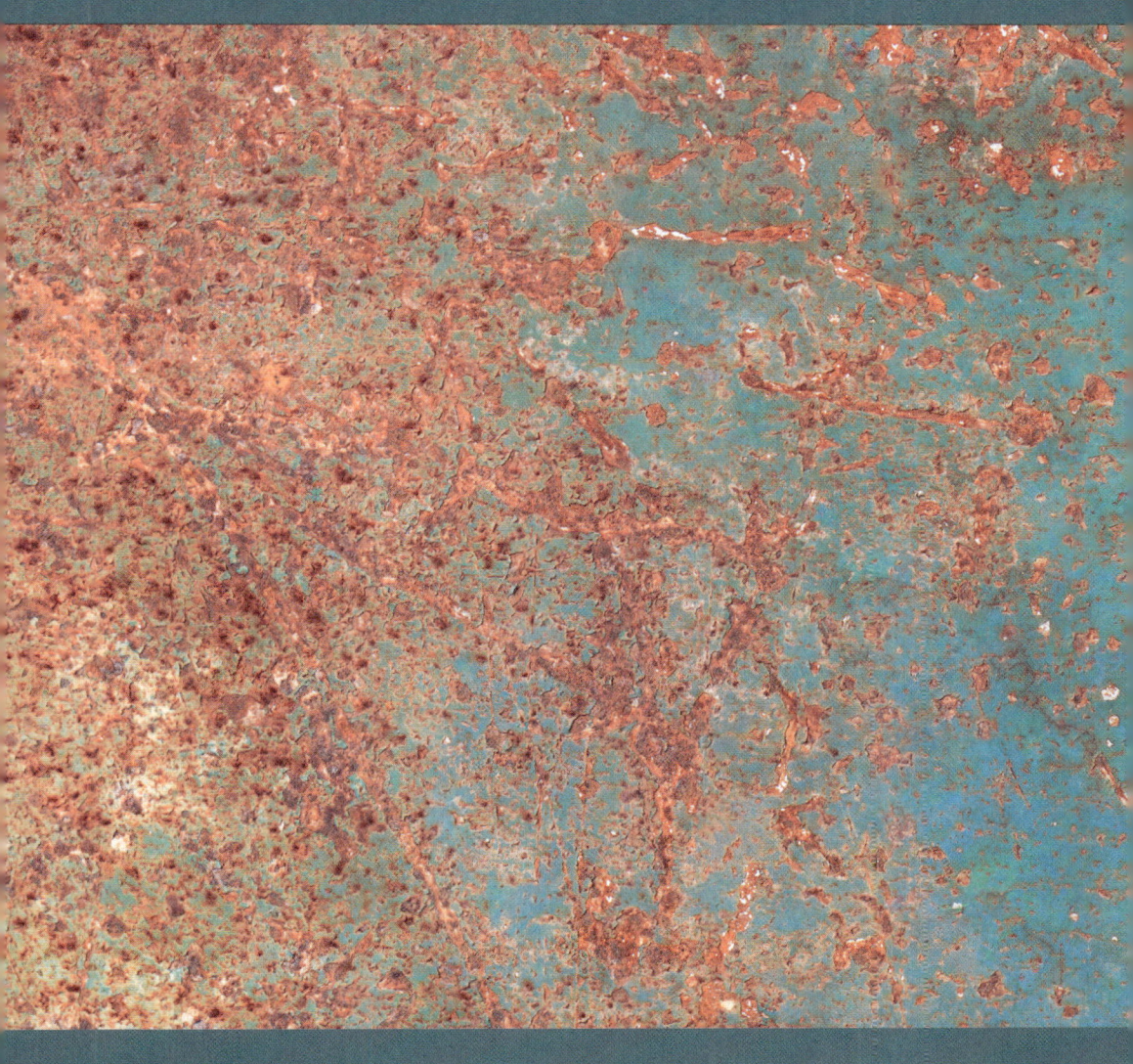

VOCÊ ESTÁ ENFERRUJANDO.

Calma, eu explico.

Quando o ferro e o oxigênio se juntam, formam um terceiro elemento: o óxido de ferro – a chamada ferrugem. Só que o casamento não acontece assim, do nada. Ele precisa de uma mãozinha da água. Por quê? Simples: o ferro só consegue se unir ao oxigênio do ar se puder soltar elétrons. Quando essas partículas saem do metal, abrem espaço para o oxigênio entrar. No entanto, os elétrons precisam de uma força para isso. É aí que a água entra. O líquido ajuda os elétrons a saírem do metal, como se os puxasse para fora. O caminho fica, então, livre para os átomos de ferro grudarem nos de oxigênio e, assim, nascer a ferrugem. Claro que nem é preciso jogar água no ferro para criar corrosão: o próprio ar da atmosfera vem carregado de umidade, como sabemos.

No nosso corpo, o processo é parecido.

O oxigênio que nos é indispensável também provoca o processo de envelhecimento. Por isso, todo o nosso processo de envelhecimento ocorre por oxidação. Esse processo de enferrujamento do corpo acontece em nível celular, no que chamamos de "respiração celular". É o processo pelo qual as células produzem energia na forma de ATP e que ocorre em três etapas metabólicas: glicólise, ciclo de Krebs e fosforilização oxidativa. O ATP é a moeda energética do seu corpo. Sem ATP não há vida.

A glicólise ocorre em meio anaeróbio (nome dado para as reações de produção de energia na ausência de oxigênio) e é quebrada por meio do processo de fermentação, que gera energia, enquanto as duas fases subsequentes ocorrem em meio aeróbico (presença de um meio com oxigênio para geração de energia).

Essa "respiração celular" é aeróbia, isto é, necessita do oxigênio que é usado no processo de degradação dos carboidratos, das gorduras e das proteínas para produção de ATP e gerar energia. Nesse processo, são produzidos os chamados radicais livres. É um átomo ou molécula que tem número ímpar de elétrons em sua última camada eletrônica, o que o torna instável e altamente reativo, fazendo com que esteja sempre buscando capturar ou ceder elétrons das células à sua volta. Em condições normais, os radicais livres são essenciais para o funcionamento do organismo, como destruição de vírus e bactérias. Entretanto, quando em excesso, eles passam a atacar células sadias, como proteínas, lipídios e DNA, causando o que se convencionou chamar de envelhecimento.

Talvez você já tenha sentido que seu corpo não é mais o que era, principalmente quando surge uma dor, quando há falha de movimentos ou quando se sente estranhamente cansado. Na verdade, esses são alguns sintomas do envelhecimento causado pela oxidação natural do organismo, um processo irreversível que, apesar de não poder ser impedido, pode ser atenuado.

Você entendeu que a formação dos radicais livres é resultado da metabolização do oxigênio pelo organismo e que sua produção ocorre em nível celular (nas mitocôndrias, que são a casa de força das células). Pense em mitocôndrias como o motor de cada célula, certo?

É um processo controlado: o corpo gera a energia necessária para seu funcionamento, a partir dos alimentos que você ingere, mas, quando há excesso de geração de energia e, portanto, também de radicais livres, os antioxidantes naturais do organismo não conseguem, por si só, neutralizá-los, e as células vão sendo afetadas. O excesso de radicais livres no organismo danifica a membrana da célula, causando a destruição dos ácidos graxos poli-insaturados que a compõem, caracterizando a situação de peroxidação lipídica, que é parte fundamental no processo de destruição das células.

Isso acontece porque os radicais livres são oxigênios alterados que ficam muito instáveis, o que não lhes permite ficar sozinhos. Sentem-se compelidos a se ligar, de forma imediata, a qualquer estrutura que lhes ofereça estabilidade. Quando ele não encontra outro com que se ligar, acaba atacando moléculas e células sadias, que, ao perderem o elétron que as mantinha estáveis, se transformam em novos radicais livres. Esse processo gera uma reação em cadeia, capaz de danificar inúmeras células, levando à morte celular. Este processo de ligação "oportunista", em termos científicos, tem o nome de oxidação.

A boa notícia é que, se não há como evitar a ferrugem, é possível retardar o processo. E uma das formas de fazer isso é evitar (ou cortar de vez) o consumo de açúcar e de alimentos de alto índice glicêmico. *Mas, doutor, o que significa índice glicêmico?* Índice glicêmico (ig) é uma pontuação numérica atribuída a um alimento com base na intensidade de elevação do açúcar no sangue. Esses alimentos são classificados em uma escala de 0 a 100. A glicose pura (açúcar) tem valor de 100. Quanto menor o índice glicêmico, mais lentamente o açúcar no sangue aumenta após a ingestão do alimento. De modo geral, quanto mais cozido ou processado for um alimento, maior será o seu índice glicêmico e, quanto mais gordura ou fibra tiver o alimento, menor será o seu índice glicêmico. Por isso as fibras são tão saudáveis. Elas têm uma significativa propriedade de baixar o índice glicêmico dos alimentos. Os alimentos podem ser classificados como de baixo índice glicêmico, médio índice glicêmico ou alto índice glicêmico.

Uma pesquisa realizada em parceria entre a Universidade de Leiden (Holanda) e o Instituto de Pesquisas Unilever (Reino Unido) mostrou como o açúcar faz envelhecer. Foram selecionados 569 voluntários saudáveis para os estudos, sendo, então, separados em três grupos – de acordo com o nível de concentração de açúcar no sangue após as refeições. Também foram chamadas para a pesquisa 33 pessoas diabéticas, que geralmente apresentam taxas elevadas de glicose. Um grupo de 60 pessoas foi formado para analisar fotografias dos mais de 600 voluntários e responder quais eram os mais velhos – vale dizer que todos tinham idades semelhantes. A média das respostas mostrou: quanto mais glicose concentrada no sangue, mais rapidamente acontece o envelhecimento. Isso acontece porque o consumo de açúcar gera uma série de desequilíbrios sistêmicos. A glicose em excesso é responsável por um fenômeno chamado glicação. Vou explicar de forma mais clara. Imagine o açúcar refinado sendo aquecido em uma panela. Ele escurece e carameliza (fenômeno da glicação). É exatamente isso que o excesso de açúcar faz no corpo. O excesso de açúcar forma uma espécie de "caramelo" nas proteínas, o que leva à perda da função dessa proteína e ao prejuízo para todo o funcionamento do corpo. Existe uma doença em que esse fenômeno de glicação é facilmente observado: a catarata. O excesso de açúcar leva à glicação do cristalino, tornando-o cada vez mais opaco e, com isso, prejudicando a visão. Um simples exame de sangue pode mostrar como está seu estado de glicação: é a dosagem de hemoglobina glicada. Quando você consome muito açúcar, ocorre a glicação dessa hemoglobina, que com isso perde a função de transportar oxigênio. Essa hemoglobina irá persistir na circulação sanguínea por um período de três meses, por isso é fácil fazer sua dosagem por meio de exame de sangue. Eu utilizo bastante esse exame, principalmente nos pacientes diabéticos. Muitos desses pacientes utilizam uma estratégia de autossabotagem: consomem muitos alimentos açucarados, mas, de 3 a 4 dias antes de fazer exames de sangue, fazem uma dieta sem açúcar. O resultado será níveis de glicemia de jejum próximos à normalidade, mas os níveis de hemoglobina glicada estarão altíssimos, mostrando, assim, que esse paciente não aderiu bem à dieta nos últimos três meses. Para deixar ainda mais claro: a hemoglobina glicada traz um resumo de como foi a alimentação do paciente nos últimos três meses. Por isso ele é tão importante.

O açúcar é o grande vilão da sua alimentação. Oriento que evite todos os tipos! Açúcar refinado, cristal, demerara, mascavo e açúcar de coco. O menos deletério é o açúcar de coco, por ter índice glicêmico baixo, porém não oriento o consumo dele. Por não conter nenhum nutriente, apenas calorias vazias, o açúcar (não apenas em sua forma pura, mas também na forma de alimentos com alto índice glicêmico) causa aumento da produção do hormônio chamado insulina, o que leva ao armazenamento desse açúcar na forma de gordura corporal. O açúcar é o principal alimento que irá ocasionar depósitos de gordura no corpo. Permita-me trocar a definição. Por todos os malefícios do açúcar, eu não posso chamá-lo de alimento, mas, sim, de veneno. O excesso de gordura leva à resistência à insulina, que é a etapa inicial do diabetes tipo II.

Para você entender, quando a glicose não consegue entrar na célula e permanece "solta" na corrente sanguínea, ela se liga às proteínas, como colágeno, elastina e outras que estão pela frente, o que gera um mecanismo chamado de glicação. A elastina e o colágeno são substâncias responsáveis pela firmeza da pele. Eles deixam a pele mais esticada, mais firme. É o que uma pessoa jovem tem em excesso e, a partir dos 25 anos, começa a perder. Além disso, a desestabilização provocada pela glicação das células faz com que a pele perca sua sustentação, fique endurecida e deixe de desempenhar seus papéis mais importantes: a divisão celular e a renovação dos tecidos. Isso facilita o aparecimento das rugas e da flacidez.

Internamente, o açúcar também rouba nutrientes, podendo alterar o meio digestivo no estômago, prejudicar a absorção de vitaminas e minerais, interferir na digestão e na absorção intestinal, além de facilitar o aumento da excreção de alguns nutrientes dentro do organismo. Além disso, o açúcar é alimento de fungos e bactérias intestinais ruins. Quando há aumento desses elementos, mantém-se um pH ácido no intestino, o que prejudica a absorção de nutrientes essenciais para o bom funcionamento orgânico.

O que pode frear a glicação é uma dieta bem orientada, restrita, de baixo índice glicêmico e o uso de antioxidantes e antiglicantes por via oral. Os nutracêuticos, como Glycoxil, conseguem bloquear a produção de radicais livres e desligam o açúcar excedente do colágeno, ajudando a combater o processo de envelhecimento também. Outro medicamento muito utilizado como antiglicante e desglicante é a L-carnosina.

Para frear a glicação e, consequentemente, parar de oxidar na mesma velocidade, tenha sempre em mente o consumo de alimentos com os menores índices glicêmicos (veja tabela a seguir), além de evitar o consumo direto de açúcar.

Veja a tabela de alimentos e seus índices glicêmicos, lembrando que "alto índice glicêmico" é maior que 70, "moderado índice glicêmico" é entre 56 e 69 e "baixo índice glicêmico" é menor que 55.

COMIDA	Índice glicêmico (glicose = 100)
Alimentos Alta-carboidratos	
Pão de trigo branco *	75 ± 2
Pão integral	74 ± 2
Pão de grãos especiais	53 ± 2
Pão de trigo sem fermento	70 ± 5
Arroz branco cozido *	73 ± 4
Arroz integral fervido	68 ± 4
Cevada	28 ± 2
Milho doce	52 ± 5
Espaguete, farinha integral	48 ± 5
Macarrão de arroz†	53 ± 7
Cuscuz †	65 ± 4
Cereais do café da manhã	
Flocos de milho	81 ± 6
Biscoitos de flocos de trigo	69 ± 2
Mingau, aveia em flocos	55 ± 2
Mingau de aveia instantâneo	79 ± 3
Mingau de arroz / congee	78 ± 9

Mingau de milho	67 ± 5
Muesli	57 ± 2
Produtos de frutas e frutas	
Maçã, crua †	36 ± 2
Laranja, crua †	43 ± 3
Banana, crua †	51 ± 3
Abacaxi cru	59 ± 8
Manga crua †	51 ± 5
Melancia crua	76 ± 4
Pêssegos em lata †	43 ± 5
Suco de maçã	41 ± 2
Suco de laranja	50 ± 2
Legumes	
Batata cozida	78 ± 4
Cenouras fervidas	39 ± 4
Batata-doce cozida	63 ± 6
Abóbora fervida	64 ± 7
Banana / banana verde	55 ± 6
Sopa de vegetais	48 ± 5
Produtos do leite e alternativas	
Leite, gordura completa	39 ± 3
Leite desnatado	37 ± 4
Iogurte de frutas	41 ± 2
Leite de soja	34 ± 4
Leite de arroz	86 ± 7
Legumes	
Grão-de-bico	28 ± 9
Feijão vermelho	24 ± 4
Lentilhas	32 ± 5
Grãos de soja	16 ± 1
Snack Produtos	
Pipoca	65 ± 5
Bolachas de arroz / batatas fritas	87 ± 2

Dados são médias ± SEM.
* Variedades de baixo IG foram também identificadas.
± Média de todos os dados disponíveis.

Existe outro conceito além do de carga glicêmica. A carga glicêmica é obtida multiplicando-se o índice glicêmico pela quantidade de gramas de carboidrato que há em cada alimento. Classificamos também em 3 tipos: de baixa carga glicêmica (até 10); de moderada carga glicêmica (de 11 a 19); de alta carga glicêmica (de 20 em diante). A carga glicêmica é mais importante do que o índice glicêmico. Vocês observaram que a melancia, na tabela acima, é um alimento de alto índice glicêmico. Mas ela é ruim? A resposta é não! A melancia tem um índice glicêmico alto, mas uma carga glicêmica baixa, porque a quantidade de carboidrato em uma porção de melancia é muito pequena, por causa da grande quantidade de água e fibra que ela tem. Em 100 gramas de melancia, temos apenas 6 gramas de carboidratos, o que faz dela um excelente alimento.

"ENVELHEÇA SEM FICAR VELHO!"

Muitas pessoas acham que a carga genética é o principal fator relacionado à longevidade. Colocam a culpa de doenças como hipertensão, diabetes, obesidade e câncer principalmente na genética. Já foi publicado que a carga genética responde apenas por 30% da nossa longevidade, que o grande responsável pelos anos de vida são as nossas escolhas. Para a surpresa de todos, foi publicado um artigo na revista *Genetics* em novembro de 2018. Nesse artigo, é provado que as estimativas da contribuição da genética na longevidade em humanos "são substancialmente inflacionadas". Os pesquisadores descobriram que a herdabilidade do tempo de vida não foi superior a 7%, em contraste com estimativas anteriores, de até 30%. Após esse estudo, afirmo com total certeza que, para viver mais, tenha bons hábitos alimentares, não fume, pratique atividade física, use os suplementos indicados para você e controle o estresse.

LONGEVIDADE: garanto que esse tema desperta a sua curiosidade. Considero essa a parte mais importante deste capítulo – e do livro. Todos nós queremos viver mais e melhor – não apenas aumentar os anos de vida, mas também a qualidade do envelhecimento. Envelhecer é obrigatório, enquanto que ficar velho depende de você. Seus hábitos irão ditar em que velocidade você irá envelhecer. Com toda certeza, você já viu pessoas com mais de 80 anos completamente diferentes, tanto física como mentalmente, daquilo que se espera das pessoas dessa idade. Explicando melhor: duas pessoas podem ter a mesma idade cronológica, mas biologicamente são pessoas de idades diferentes. Existem pessoas que, aos 50 anos de idade, aparentam mais de 70, assim como existem pessoas de 70 que aparentam idade inferior a 50 anos. Qual é a razão disso? Errou quem pensou em genética. A genética corresponde a menos de 30% do fator determinante. Mais de 70% são devidos ao estilo de vida da pessoa.

Agora vou falar sobre uma estrutura extremamente importante que faz parte do envelhecimento: os telômeros, estruturas nos finais dos cromossomos que diminuem cada vez que a célula se divide. Quanto maiores os telômeros, maior será a longevidade.

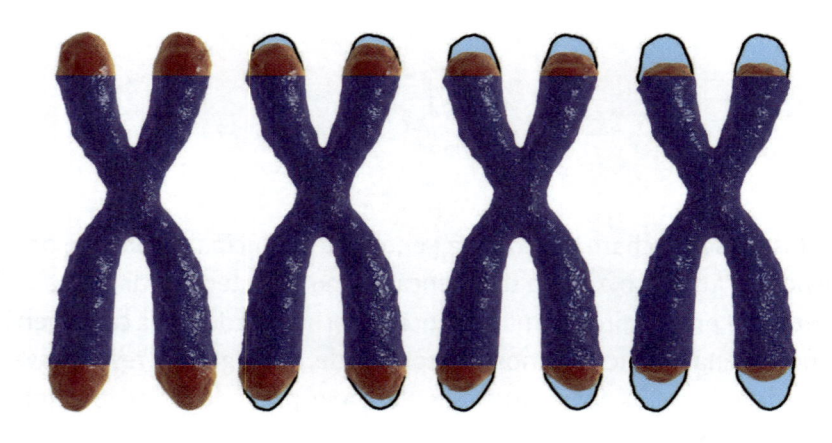

A figura acima mostra os telômeros – estruturas vermelhas nas pontas dos cromossomos. Note que à medida que a célula se divide e, consequentemente, envelhece, o telômero encurta.

Hoje é sabido que pessoas que comem menos vivem mais, pois a restrição calórica está associada à longevidade. Outro fator associado a ela é a atividade física, por ativar uma proteína chamada AMPK (guarde esse nome). No decorrer deste capítulo, vou falar de um medicamento que também ativa a proteína AMPK e será responsável pelo aumento da longevidade.

Como dito, à medida que a célula se divide e envelhece, os telômeros vão encurtando até um limite. Atingindo esse limite, a célula está velha e não consegue mais se dividir. É quando ocorre a morte celular. Um cientista americano chamado Leonardo Hyflick descobriu, em 1965, qual era esse limite. Suas pesquisas mostraram que as células se dividem aproximadamente 50 vezes antes de morrer e, quanto mais próximas desse limite, mais elas apresentam sintomas de velhice. Esse cientista provou que as células têm um tempo para morrer e afirma que esse tempo é diretamente proporcional ao tamanho dos telômeros. Esse limite varia de acordo com cada indivíduo e com o tipo de célula. Esse entendimento é de fundamental importância, pois, se pudermos retardar o encurtamento dos telômeros, poderemos prolongar a expectativa de vida.

Vou dar um exemplo clássico:

As tartarugas Blandingii fazem parte de uma espécie típica da América do Norte que pode viver mais de 80 anos. Existem tartarugas que vivem mais de 200 anos, mas as Blandingii têm uma peculiaridade: atingem a idade adulta aos 20 anos e não envelhecem mais até morrer. Olha que surpreendente! Mesmo quando estiver mais próxima de sua morte, essas tartarugas ainda estarão ativas, reproduzindo e realizando todas as atividades normais de uma tartaruga de 20 anos. Não existe o processo de envelhecimento – quando chega a hora, ela simplesmente morre.

Todos esses pontos são importantes para nós, seres humanos. Devemos achar meios de aumentar nossa expectativa de vida e minimizar o envelhecimento. Chegou a hora de falar de um medicamento que ativa essa proteína AMPK, a proteína da longevidade!

O que é essa tal de AMPK?

É uma enzima que está presente em todas as células do nosso corpo, grande responsável por nos manter jovens e com uma composição corporal saudável (diminui aquela barriguinha que odiamos). Ela é um importante fator no auxílio à queima de gordura, promove a perda de peso, controla as taxas de glicose, colesterol, triglicerídeos. O problema é que, conforme vamos envelhecendo, seus níveis vão caindo.

Vamos falar da metformina

A metformina é proveniente de uma planta chamada Lilac Francês, que foi utilizada desde a época medieval para o tratamento de uma doença que tinha como sintomas grande volume urinário e diminuição da expectativa de vida. Posteriormente, descobriram que essa doença era o diabetes. Há mais de 50 anos, a metformina é utilizada para o tratamento de diabetes mellitus 2 (DM2).

Ela age no fígado, diminuindo a produção de glicose, e nos tecidos, diminuindo a resistência à insulina. (A insulina é responsável por limpar o sangue, transportando a glicose para dentro das células. Quando ocorre resistência a essa ação, a glicose não consegue entrar na célula e aumenta gradativamente no sangue. É isso que chamamos de resistência à insulina, etapa inicial para o surgimento do DM 2). Essa resistência leva a uma produção cada vez maior de insulina pelo pâncreas, para retirar esse excesso de glicose que se encontra no sangue. Com o passar dos anos, o pâncreas começa a ficar esgotado e, por fim, passa a não produzir mais insulina.

Apesar de ser uma droga criada inicialmente para o paciente com problema endócrino, como o diabetes, a metformina é usada por outras especialidades: os cardiologistas a usam para diminuir os riscos cardiovasculares, como o infarto; os ginecologistas a usam para tratar a síndrome dos ovários policísticos; os médicos que trabalham com o emagrecimento a utilizam como auxílio na perda de peso; agora, os geriatras e os médicos que trabalham com longevidade começam a utilizá-la também.

Evidências científicas sugerem que a metformina, ao estimular o AMPK, funciona como um regulador metabólico, favorecendo a queima de gordura e açúcar e, sobretudo, impedindo o seu acúmulo, que é a etapa inicial da obesidade. Antigamente, acreditava-se que o grande problema do diabetes era o excesso de açúcar no sangue. Para isso foi criada uma droga da classe das sulfonilureias. Essa droga aumentava o nível de insulina e, consequentemente, baixava o açúcar no sangue. Agora, fiquem pasmos com o resultado. Os indivíduos que usavam as sulfonilureias morriam mais do que os diabéticos que não utilizavam nenhum tratamento. Foi descoberto que existe uma coisa muito mais danosa para a saúde do que o açúcar alto: insulina elevada! A metformina não aumenta os níveis de insulina. Ela melhora a ação da sua própria insulina (diminui a resistência à insulina). Outro efeito interessante da metformina é que ela não causa hipoglicemia, mesmo em pessoas sem diabetes.

Um grande estudo foi iniciado para validar a metformina como a primeira droga antienvelhecimento. Basicamente, funciona ativando a proteína AMPK, que reduz o açúcar do sangue e regula todo o equilíbrio energético. Ao ativar essa proteína, podemos prevenir e até mesmo reverter doenças cardiovasculares, diabetes, mal de Parkinson, mal de Alzheimer, câncer e o próprio envelhecimento. A metformina age minimizando ou até bloqueando muitos fatores essenciais que aceleram o processo de envelhecimento. Dentre eles, podemos citar o dano ao DNA por glicação, inflamação, oxidação e proteção da função mitocondrial (casa de força das células responsáveis pela produção do ATP — a sua moeda energética). O reparo do DNA é de fundamental importância na prevenção do surgimento do câncer. A metformina mostrou essa função. Por esses mecanismos protetores, podemos dizer que a metformina previne o desenvolvimento das doenças relacionadas ao envelhecimento.

Estudos realizados em animais mostraram que lombrigas tratadas com metformina vivem 20% mais que as não tratadas. Os camundongos vivem 6% mais que os não tratados. Indivíduos com diabetes tratados com metformina vivem mais que indivíduos sem diabetes. A atividade dessa superproteína (AMPK) diminui com a idade, o que nos deixa mais suscetíveis às múltiplas doenças, como as cardiovasculares, as neurodegenerativas, o diabetes, a obesidade e até mesmo o câncer. O uso da metformina tem uma ação ímpar contra isso: diminui a incidência dessas doenças.

Doutor, nos pacientes detectados com câncer, a metformina tem algum benefício?
Sim!
Em uma análise com 24.000 pacientes, descobriu-se que pacientes em estado inicial de câncer de reto vivem mais e têm maior possibilidade de cura quando associam a metformina ao seu tratamento.

Outra grande descoberta dos benefícios da metformina é sua atuação nas doenças neurodegenerativas, como mal de Alzheimer e mal de Parkinson. Mais uma vez, a grande responsável por esses efeitos positivos é a ativação da AMPK. Essas doenças ocorrem por causa do acúmulo de proteínas maléficas, como a *tau*, e a proteína beta-amiloide, o que leva à morte dos neurônios. A ativação do AMPK faz o papel de limpeza, impedindo, assim, o seu acúmulo. Atualmente, acredita-se que a doença de Alzheimer seja, em parte, ocasionada por uma dificuldade da entrada da glicose nas células nervosas, sobrando glicose no sangue. Esse mecanismo é semelhante ao que ocorre no diabetes. Muitos chamam o Alzheimer de diabetes tipo 3, em razão dessa semelhança.

A metformina, ao estimular a proteína AMPK, ajudará a manter nosso bom funcionamento mental à medida que envelhecemos.

Doença cardiovascular é a principal causa de morte no mundo. Mesmo com os bilhões gastos com os medicamentos para baixar o colesterol, esse quadro não muda. Muito pelo contrário, o número de mortes por doença cardiovascular só aumenta. Como sempre digo: o colesterol isoladamente não é o vilão. O principal motivo desses problemas cardíacos é a ateroesclerose (endurecimento das artérias), iniciada pela deposição do LDL (colesterol ruim) oxidado na parede das artérias. Note que o LDL normal não é problema. O grande problema é o LDL oxidado. A metformina diminui o processo de oxidação do LDL e protege o endotélio vascular (parte interna dos vasos que fica em contato com o sangue). Esses efeitos retardam o aparecimento da aterosclerose. A metformina reduz a conversão de células de defesa inofensivas (monócitos) em macrófagos carregadores de gordura. Essa ação diminui o acúmulo dessas células nas paredes dos vasos. A metformina também torna a célula endotelial vascular mais resistente ao acúmulo de gordura. Isso impede o endurecimento das artérias. A metformina não só diminui a chance de você ter um infarto, como os pacientes que estão tendo infarto e estão usando metformina apresentam muito mais chances de sobreviver. Outro estudo mostrou que o uso da metformina reduziu a pressão arterial em pacientes não diabéticos, principalmente nos obesos.

> UM CUIDADO QUE DEVEMOS TER COM A METFORMINA É SUA AÇÃO DE INTERFERIR COM A ABSORÇÃO DA VITAMINA B12. POR ISSO, É SEMPRE INDICADO ASSOCIAR SEU USO COM A VITAMINA B12. BAIXOS NÍVEIS DE VITAMINA B12 PODEM LEVAR AO AUMENTO DA HOMOCISTEÍNA, QUE É UM FATOR DE RISCO INDEPENDENTE PARA DOENÇA CARDIOVASCULAR. OS EFEITOS COLATERAIS QUE PODEM OCORRER COM A METFORMINA NO INÍCIO DO TRATAMENTO SÃO DESCONFORTO GASTROINTESTINAL OU DISCRETA ALTERAÇÃO NO PALADAR, GERALMENTE UM GOSTO METÁLICO.

O FDA (*Food and Drug Administration*) aprovou um estudo para investigar se a metformina pode retardar o envelhecimento. Esse é o primeiro estudo antienvelhecimento aprovado pelo FDA. O estudo TAME (*Tergeting Aging with Metformin*), realizado em conjunto com a Federação Americana para Pesquisa do Envelhecimento (AFAR) e o Dr. Nir Barzilai, da Faculdade de Medicina Albert Einstein, em Nova York, quer provar que a metformina pode aumentar a longevidade em seres humanos também. É um estudo de importância sem precedentes. O uso de uma única droga para tratar múltiplas condições reduziria bastante o número de medicamentos de que um paciente precisaria, diminuindo, assim, os efeitos colaterais dos medicamentos. Também economizaria dinheiro e aumentaria a expectativa de vida tanto em quantidade quanto em qualidade. Agora pasmem: esse estudo está parado por falta de verbas. Nenhuma empresa da indústria farmacêutica quer financiar o estudo. Lógico. Pessoas saudáveis compram menos remédios, e nenhuma empresa farmacêutica gostaria disso. O paciente ideal para a indústria farmacêutica é o jovem que usa múltiplos medicamentos por toda a vida, independentemente se isso vai prejudicar a saúde do paciente.

Referências desse capítulo:

Link da tabela: https://www.health.harvard.edu/diseases-and-conditions/glycemic-index-and-glycemic-load-for-100-foods

COUGHLAN, K.A.; VALENTINE, R.J.; RUDERMAN, N.B. et al. AMPK activation: a therapeutic target for type 2 diabetes? **Diabetes Metab Syndr Obes**. 2014;7:241-53

FORMOSO, G.; DE FILIPPIS, E.A.; MICHETTI, N. et al. Decreased in vivo oxidative stress and decreased platelet activation following metformin treatment in newly diagnosed type 2 diabetic subjects. **Diabetes Metab Res Rev**. 2008;24(3):231-7

GARG, G.; SINGH, S.; SINGH, A.K. et al. Metformin alleviates altered erythrocyte redox status during aging in rats. **Rejuvenation Res**. 2016

CAMERON, A.R.; MORRISON, V.L.; LEVIN, D. et al. Anti-inflammatory effects of metformin irrespective of diabetes status. **Circ Res**. 2016;119(5):652-65.

MARTIN-MONTALVO, A.; MERCKEN, E.M.; MITCHELL, S.J. et al. Metformin improves healthspan and lifespan in mice. **Nat Commun**. 2013;4:2192.

LEE, Y.S.; DOONAN, B.B.; WU, J.M. et al. Combined metformin and resveratrol confers protection against UVC-induced DNA damage in A549 lung cancer cells via modulation of cell cycle checkpoints and DNA repair. **Oncol Rep**. 2016;35(6):3735-41

DE HAES, W. FROONINCKX, L.; VAN ASSCHE, R. et al. Metformin promotes lifespan through mitohormesis via the peroxiredoxin PRDX-2. **Proc Natl Acad Sci U S A**. 2014;111(24):E2501-97.

MARTIN-MONTALVO, A.; MERCKEN, E.M.; MITCHELL, S.J. et al. Metformin improves healthspan and lifespan in mice. **Nat Commun**. 2013;4:2192

DE HAES, W.; FROONINCKX, L. VAN ASSCHE, R. et al. Metformin promotes lifespan through mitohormesis via the peroxiredoxin PRDX-2. **Proc Natl Acad Sci U S A**. 2014;111(24):E2501-9

BANNISTER, C.A.; HOLDEN, S.E.; JENKINS-JONES, S. et al. Can people with type 2 diabetes live longer than those without? A comparison of mortality in people initiated with metformin or sulphonylurea monotherapy and matched, non-diabetic controls. **Diabetes Obes Metab**. 2014;16(11):1165-73

FIGUEIREDO, R.A.; WEIDERPASS, E.; TAJARA, E.H. et al. Diabetes mellitus, metformin and head and neck cancer. **Oral Oncol**. 2016;61:47-54

COYLE, C.; CAFFERTY, F.H.; VALE, C. et al. Metformin as an adjuvant treatment for cancer: a systematic review and meta-analysis. **Ann Oncol**. 2016;27(12):2184-95

DONG, Y.; ZHANG, M.; WANG, S. et al. Activation of AMP-activated protein kinase inhibits oxidized LDL-triggered endoplasmic reticulum stress in vivo. **Diabetes**. 2010;59(6):1386-96

MUSI, N.; HIRSHMAN, M.F.; NYGREN, J.; SVANFELDT, M.; BAVENHOLM, P.; ROOYACKERS, O. et al. Metformin increases AMP-activated pro-tein kinase activity in skeletal muscle of subjects with type 2 diabetes. **Diabetes**. 2002;51:2074-81.

HAWLEY, S.A.; GADALLA, A.E.; OLSEN, G.S.; HARDIE, D.G. The antidiabetic drug metformin activates the AMP-activated protein kinase cascade via an adenine nucleotide-independent mechanism. **Diabetes**. 2002;51:2420-5.

FRYER, L.G.; PARBU-PATEL, A. CARLING, D. The anti-diabetic drugs rosiglitazone and metformin stimulate AMP-activated protein kinase through distinct signaling pathways. **J Biol Chem**. 2002;277:25226-32.

REDAÇÃO. Como se forma a ferrugem? 4 jul 2018, 20h15 - Publicado em 18 abr 2011, 18h54. Disponível em: https://super.abril.com.br/mundo-estranho/como-se-forma-a-ferrugem/. Acesso em: 24 jan 2019.

ZOU, M.H.; KIRKPATRICK, S.S.; DAVIS, B.J.; NELSON, J.S.; WILES, W.G. 4TH; SCHLATTNER. U. et al. Activation of the AMP-activated protein kinase by the anti-diabetic drug metformin in vivo – role of mitochondrial reactive nitrogen species. **J Biol Chem**. 2004;279:43940-51.

WANG, Q.; ZHANG, M.; TORRES, G. et al. Metformin suppresses diabetes-accelerated atherosclerosis via the inhibition of drp1-mediated mitochondrial fission. **Diabetes**. 2017;66(1):193-205

ZHOU, L.; LIU, H.; WEN, X. et al. Effects of metformin on blood pressure in nondiabetic patients: a meta-analysis of randomized controlled trials. **J Hypertens**. 2017;35(1):18-26.

LUCHSINGER, J.A.; PEREZ, T. CHANG H. et al. Metformin in Amnestic Mild Cognitive Impairment: Results of a Pilot Randomized Placebo Controlled Clinical Trial. **J Alzheimers Dis**. 2016;51(2):501-14.

NJBH. Jornal de Belo Horizonte. O mal do açúcar Disponível em:

https://njbh.com.br/2015/08/26/o-mal-do-acucar/ Acesso em: 24 jan 2019.

POR QUE OXIDAMOS? Disponível em:

https://lifestyle.sapo.pt/saude/saude-e-medicina/artigos/porque-oxidamos Acesso em: 24 jan 2019.

O PODER DO SOL

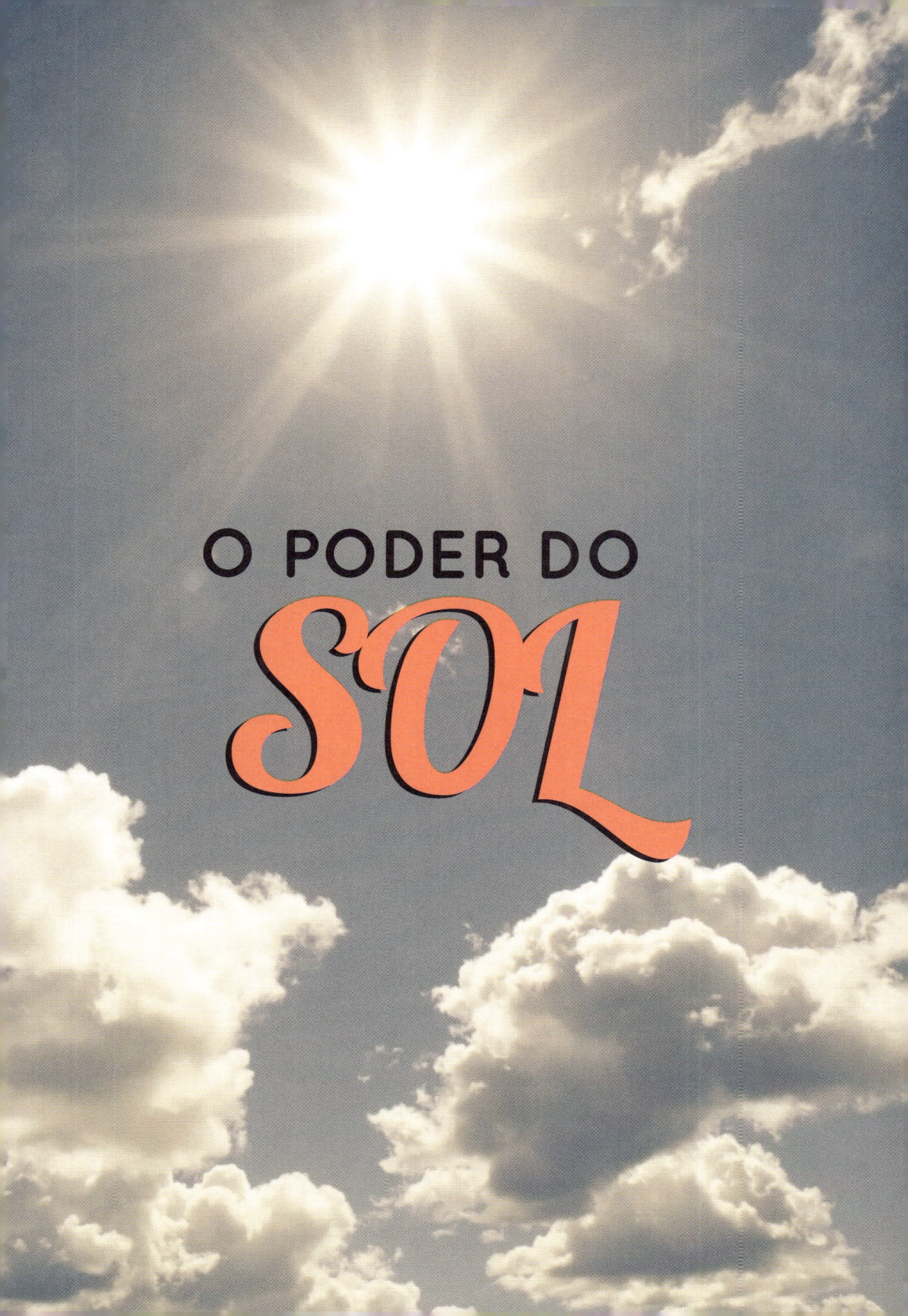

> *Luz do sol*
> *Que a folha traga e traduz*
> *Em verde novo*
> *Em folha, em graça*
> *Em vida, em força, em luz...*
>
> *Luz do Sol - Caetano Veloso*

Eu sei que simplesmente começar afirmando que todos nós deveríamos tomar mais sol, diante de tanta informação que diz que ele é um grande vilão, responsável por determinados cânceres de pele, pelo envelhecimento precoce dos tecidos, dentre outros tantos males, poderá assustar você. Provavelmente, "ficar exposto ao sol" seja um dos medos da sociedade que mais ganhou força nos últimos tempos.

"Mas o Doutor vai contra tudo que é ensinado e dito há tanto tempo?" Eu sei. Mas vamos lá!

Estudos têm comprovado que a luz solar traz inúmeros benefícios ao organismo se é aproveitada da maneira correta. Por isso, o verão, que, com os seus dias quentes e ensolarados, representa um convite às atividades ao ar livre, pode ser uma grande oportunidade para dar *start* em um novo estilo de vida, com ganhos que se propagarão por todo o ano.

Vivemos tempos de "heliofobia", uma fobia sustentada por alguns setores da medicina que ignoram o preço alto que pagamos por fugir dos raios solares. Não é novidade que o maior benefício da exposição solar é a produção da vitamina D, mas, antes de focarmos nessa importante vitamina, quero citar outros benefícios, pouco comentados, que o grande astro nos proporciona.

SAÚDE ALÉM DO TEMPO

Benefícios do banho solar

HUMOR

A liberação de serotonina, substância química cerebral responsável pelo bem-estar, é desencadeada pela luz solar, fazendo do banho de sol um aliado na hora de desestressar e melhorar o humor. Isso explica o motivo pelo qual muitas pessoas preferem o verão ao inverno, por exemplo, pois o calor e a luz solar influenciam diretamente no bem-estar mental. E, para algumas pessoas, não receber sol suficiente durante os meses frios pode até desencadear um tipo de depressão conhecido como transtorno afetivo sazonal (SAD, em inglês).

Seasonal Affective Disorder (SAD), ou transtorno afetivo sazonal, é um transtorno de humor que sempre acontece no mesmo período do ano, normalmente começando no final do outono e início do inverno e indo embora durante a primavera e o verão. Ainda não são conhecidas as causas exatas do transtorno, porém alguns cientistas acreditam que hormônios reguladores do sono, biorritmo e humor, como a melatonina e serotonina, sofrem alterações em determinadas épocas do ano e que o SAD pode estar relacionado a essas mudanças. A insuficiência de luz solar, portanto, desregula a produção hormonal, e o resultado pode ser sentimentos de depressão, juntamente com sintomas de fadiga e ganho de peso.

SONO

A exposição à luz natural durante o dia — e a escuridão à noite — pode ajudá-lo a manter um ritmo cicardiano saudável, para que você se sinta alerta durante as horas de vigília e cansado na hora de dormir. Muitas pessoas têm horários irregulares, por causa de seus trabalhos, e acabam perdendo a exposição ao sol durante o dia. Provavelmente, elas têm dificuldade em dormir e podem desenvolver problemas de saúde, incluindo diabetes, declínio de memória e doenças cardíacas. É extremamente recomendável que o sol perdido seja compensado em dias de folga. Apenas 15 minutos são suficientes. Nesse horário de sol mais forte ocorre, a maior incidência dos raios UVB, que são os grandes responsáveis pela produção da sua vitamina D.

SAÚDE DO CORAÇÃO E PRESSÃO ARTERIAL

A exposição aos raios solares ajuda a reduzir a pressão arterial, pois aumenta a produção de uma enzima chamada eNOS (*endothelial nitric oxide syntahse*), responsável pela vasodilatação – na camada mais interna dos vasos, o endotélio. A enzima produz uma substância chamada oxido nítrico (NO), que é um importante fator para o relaxamento da musculatura lisa dos vasos sanguíneos.

As taxas de hipertensão tendem a ser maiores no inverno. Com a baixa exposição à luz solar, ocorre diminuição do NO, e os vasos se tornam menos flexíveis. Essa rigidez arterial impossibilita a artéria de dilatar-se proporcionalmente ao fluxo sanguíneo que chega. Isso leva ao famoso quadro de hipertensão. As doenças cardiovasculares geralmente estão associadas ao aumento da pressão. A exposição solar durante 15 minutos ajudariam a combater esse efeito. E, quando a exposição ao sol está associada a uma caminhada, os riscos cardíacos são substancialmente diminuídos.

ARTRITE

Um estudo de 2013, publicado no *Annals of Rheumatic Diseases* (ARD), descobriu que a exposição à radiação ultravioleta B – um dos dois tipos de raios (UVA e UVB) encontrados na luz solar natural – pode reduzir o risco de artrite reumatoide das mulheres. Os participantes do estudo que viviam nas áreas mais ensolaradas dos Estados Unidos (como o Havaí e o Arizona) tinham 21% menos probabilidade de desenvolver a doença degenerativa do que aqueles que recebiam o mínimo de sol (como o Alasca e o Oregon).

ALERGIAS

As crianças que vivem em áreas com pouca luz solar são mais propensas a ser alérgicas a ovos e amendoim do que as que recebem muitos raios. O estilo de vida moderno, que inclui majoritariamente atividades internas, deixa as pessoas suscetíveis a níveis inadequados de vitamina D – um fator que pode estar desempenhando um papel na atual epidemia de alergia.

ECZEMA E PSORÍASE

O mesmo estudo que encontrou ligação entre alergias alimentares e latitude, citado acima, também descobriu que crianças que recebem menos luz solar têm duas vezes mais chances de desenvolver eczema do que aquelas que recebem o suficiente. E, de fato, tanto o eczema quanto a psoríase – outra doença de pele com comichão – às vezes são tratados com luz ultravioleta, por meio de um processo chamado **fototerapia**.

Ou seja...

Embora o câncer de pele (para não mencionar o envelhecimento prematuro da pele) seja um perigo muito real, reitero que evitar completamente o sol pode ser um mal não justificado.

> CONSIDERANDO COMO OS HUMANOS EVOLUÍRAM – SENDO EXPOSTOS À LUZ NATURAL POR QUASE METADE DO DIA –, A LUZ DO SOL NÃO PODE SER TÃO RUIM ASSIM, PODE?

> **FOTOTERAPIA**
> A fototerapia é um dos diversos recursos da Fisioterapia no tratamento e cura de diversas patologias, como a psoríase e a icterícia. Consiste em uma série de tratamentos à base de processos fotoquímicos que não queimam ou provocam danos à superfície da pele. O paciente é tratado através de ondas geradas por equipamentos como lasers, diodos emissores de luz e lâmpadas fluorescentes, os quais estimulam ou mesmo inibem certas atividades das células, favorecendo o rejuvenescimento e recuperação tecidual.

O que não pode é oscilar entre extremos: passar a maior parte do tempo dentro de casa ou submeter-se à exposição solar deliberada, em horários, sim, prejudiciais. Isso pode provocar, de fato, aumento das taxas de câncer de pele. A chave é o equilíbrio.

Agora, sim!

Vamos falar do maior benefício dos raios solares:

A Vitamina D - A vitamina do sol!

O QUE É VITAMINA D?

A vitamina D é um micronutriente essencial para o funcionamento saudável do organismo. Hoje em dia, muitas pessoas não estão produzindo ou consumindo vitamina D o suficiente para que consigam obter os benefícios para sua saúde, e o maior motivo para isso é que a principal obtenção da vitamina é pela exposição à luz solar.

A partir da dieta também se pode obter vitamina D. No entanto, as quantidades obtidas não conseguem suprir as necessidades diárias do indivíduo. A maioria dos produtos naturais que têm vitamina D constitui uma fonte pobre dessa substância e se limita a um grupo pequeno de alimentos: peixes gordurosos, ovos e produtos lácteos. E nós sabemos que nem todo mundo tem acesso a uma dieta tão rica em vitamina D que possa dispensar a exposição à luz solar.

QUANTO PRECISAMOS SER EXPOSTOS À LUZ SOLAR?

A vitamina D é produzida nos seres humanos quando a radiação ultravioleta (UVB) da luz do sol atinge suas células da pele. A quantidade produzida varia, dependendo dos fatores ambientais e individuais – por exemplo, os indivíduos de pele mais escura geralmente precisam de uma exposição mais prolongada ao sol que indivíduos de pele clara, já que a melanina protege a pele dos raios solares.

A exposição solar relativamente frequente (duas ou três vezes por semana) sem recurso a filtro solar, durante um curto intervalo de tempo (quinze minutos), com a exposição dos braços e do rosto pode ser muito benéfica. Lembrando que o período em que é encontrada a maior concentração da radiação ultravioleta UVB é entre 10 e 16 horas. E a radiação UVB é a responsável pela produção da vitamina D.

> Atualmente, há alguma controvérsia sobre a exposição prolongada ao sol, uma vez que essa situação favorece o envelhecimento precoce da pele, entre outros malefícios. Para evitar possíveis danos, é comum as pessoas recorrerem ao protetor solar, mas isso pode limitar a síntese de vitamina D. Alguns estudos descrevem que o uso de protetores solares de fator 30 diminui a síntese de vitamina D em mais de 95%.

Reitero que não proponho o banho de sol a bel-prazer sem que se tomem as devidas precauções. O que proponho é que, moderadamente, o sol é muito mais um amigo que um inimigo.

> ISSO É O QUE EU CHAMO DE USO INTELIGENTE DO SOL.

Benefícios da vitamina D

SAÚDE ÓSSEA

A vitamina D é necessária para a absorção do cálcio pelos ossos. Pessoas com deficiência de vitamina D chegam a aproveitar 30% menos de cálcio proveniente da dieta. O cálcio é responsável por fortalecer ossos e dentes. A deficiência desse nutriente pode causar raquitismo na infância e osteoporose na vida adulta. Para se ter uma ideia de como essas duas substâncias atuam juntas, sempre que há recomendação de suplementação de cálcio, também é indicada a suplementação de vitamina D, para atuar na absorção do mineral.

SAÚDE DO CORAÇÃO E DOENÇAS CARDIOVASCULARES

Vários estudos demonstram os efeitos da vitamina D na saúde cardiovascular, como no controle da hipertensão e alteração do metabolismo dos lipídios (gorduras). A vitamina D participa do controle das contrações do músculo cardíaco, necessárias para bombear o sangue para o corpo. Além disso, ela permite o relaxamento dos vasos sanguíneos e inibe a produção do principal hormônio regulador da pressão arterial, a renina.

A falta da vitamina D leva a aumento da renina. Esta irá iniciar toda a cascata de reações, terminando no que chamamos de angiotensina, que irá aumentar a absorção de sódio pelos rins. Ora, todos nós sabemos que, por osmose, o líquido passa do meio menos concentrado para o mais concentrado. Como o sangue terá muito sódio, vai atrair mais e mais líquido, culminando com o aumento da pressão arterial.

Com todas essas questões, as chances de desenvolver doenças cardiovasculares, como insuficiência cardíaca, AVC e infarto, são maiores em pessoas com deficiência da vitamina D.

PELE E MÚSCULOS

Além de ser responsável pela produção da vitamina D no corpo, a exposição à luz solar (consequentemente, produção da vitamina) apresenta efeito benéfico no tratamento da psoríase (comichões).

A vitamina D também é importante para a saúde muscular, e as pessoas com níveis baixos são mais propensas a sentir cãibras musculares e dores articulares.

IMUNIDADE

Previne gripe e resfriado. Este benefício tem sido estudado com base em alguns problemas causados pela falta de vitamina D. Crianças com deficiência de vitamina D têm mais chances de desenvolver infecções respiratórias. Já adultos com menores quantidades de vitamina D contraem mais resfriados e problemas no trato respiratório. Antes do advento dos antibióticos, os pacientes eram tratados com exposição ao sol. Você sabia disso? Os doentes ficavam no que chamavam de solários. A exposição ao sol melhorava a imunidade e era etapa fundamental do tratamento, na ausência dos antibióticos.

MENOR RISCO DE DIABETES

O fato de a vitamina D diminuir a produção de renina também é interessante para prevenir o diabetes. O aumento da renina – como consequência, portanto, da deficiência de vitamina D – leva ao que chamamos de resistência à insulina, pontapé inicial para o desenvolvimento do diabetes. Além disso, a produção de insulina pelo pâncreas requer a participação da vitamina D. A deficiência de vitamina pode aumentar a gravidade da doença, e a sua suplementação melhora a secreção de insulina e os níveis da hemoglobina glicada.

GRAVIDEZ

A vitamina D é muito importante para as gestantes. No primeiro trimestre, a falta dela pode levar a abortos. Em casos de abortos múltiplos no início da gravidez, pode ser que o sistema imunológico da mãe esteja rejeitando a implantação do embrião. Como a vitamina D age no sistema imunológico, ela pode ser de grande valia para solucionar esse problema.

Além disso, no final da gravidez, a ausência da vitamina D pode aumentar as chances da pré-eclâmpsia, doença na qual a gestante desenvolve a hipertensão. A falta de vitamina D também aumenta as chances de a criança ser autista, pois essa vitamina é importante para o desenvolvimento do cérebro do bebê.

MENOR RISCO DE CERTOS TIPOS DE CÂNCER

Previne e ajuda no tratamento do câncer. A falta de vitamina D favorece 17 tipos de câncer, como os de mama, de próstata e o melanoma. Isto ocorre porque a substância participa do processo de diferenciação celular, que mantém as células cardíacas como células cardíacas, as da pele como da pele, e assim por diante. Dessa maneira, ela evita que as células se tornem cancerosas. Além disso, a vitamina D promove a autodestruição das células cancerosas.

Um fato curioso: a radiação ultravioleta (UV) é postulada como facilitador para o desenvolvimento da maioria dos melanomas (câncer de pele). Os raios ultravioleta A (UVA) e B (UVB) podem atuar em conjunto no aparecimento do melanoma. A radiação ultravioleta pode induzir o melanoma por muitos mecanismos, como diminuição da atividade do sistema imune, excesso de radicais livres com danos ao DNA das células da pele, estímulo da divisão celular (câncer é caracterizado por aceleração do processo de divisão celular). E o que há de curioso nisso? Pelo que expliquei acima, era esperado que o melanoma fosse mais frequente no trabalhador braçal, que se expõe mais ao sol. No entanto, ocorre exatamente o oposto. O melanoma ocorre mais em pessoas que trabalham em escritórios e ambientes fechados do que nas pessoas que trabalham no ar livre. Aí está a chave da questão: a exposição solar leva ao aumento da vitamina D, que tem efeito protetor muito forte contra o câncer. Geralmente, o melanoma é mais encontrado em locais de queimaduras solares graves e que formam bolhas, especialmente nas áreas que recebem apenas exposição ocasional ao sol. Em pessoas com exposição contínua moderada, a incidência do melanoma é menor. Por isso falo da importância do uso inteligente do sol.

HELIOTERAPIA

A helioterapia é a utilização das radiações solares para fins terapêuticos. Isso significa que sua proposta não é somente a mera exposição à luz solar, mas uma exposição regrada e controlada, a fim de alcançar determinados resultados terapêuticos. Pode parecer simples, mas é um tanto complexo se considerarmos circunstâncias climáticas e ambientais, sempre atuantes, que influenciam diretamente no tratamento. É justamente essa complexidade, a união desses três fatores naturais (luz solar + clima + ambiente), que torna a helioterapia insubstituível por métodos superficiais de mesmo propósito. Isso quer dizer que a helioterapia depende claramente de fatores externos.

Em circunstâncias favoráveis, sua prática é simples: basta que o paciente exponha-se ao sol por tempo – geralmente progressivo – determinado e orientado pelo médico responsável.

É muito importante determinar o quanto a pele é sensível à luz solar, para evitar inconvenientes e transtornos no momento de iniciar o tratamento por meio da helioterapia.

Referências para este capítulo

Annals of Rheumatic Diseases. Disponível em: < http://ard.bmj.com/>. Acesso em: 18 de maio de 2018.

MACMILLAN, Amanda. *22 Strange ways the sun may affect your body*. June 28, 2017 Disponível em: http://www.health.com/health/gallery/0,,20960758,00.html#the-good-the-bad-and-the-sunny-0. Acesso em: 18 de maio de 2018.

WAYHS, Mônica Chang. Vitamina D – ações além do metabolismo do cálcio. **Rev Med Minas Gerais** 2011; 21 (3 Supl 1): S1-S144. Disponível em: < file:///C:/Users/user/Downloads/v21n3s1a13.pdf>. Acesso em: 21 de maio de 2018.

PINHEIRO, Tânia Marisa Macedo. **A importância clínica da vitamina D**. Universidade Fernando Pessoa. Faculdade de Ciências da Saúde. Porto, 2015. Disponível em: <https://bdigital.ufp.pt/bitstream/10284/5301/1/PPG_27959.pdf>. Acesso em: 21 de maio de 2018.

A vitamina D. Disponível em: <http://insumos.com.br/aditivos_e_ingredientes/materias/174.pdf>. Acesso em: 10 de maio de 2018.

BACAICOA, J. San Martin. **Helioterapia**. Disponível em: http://www.sld.cu/galerias/pdf/sitios/rehabilitacion-fis/helioterapia.pdf. Acesso em: 10 de maio de 2018.

FONSECA, Ingrid. et al. **Influências da iluminação no estado fisiológico e psicológico do usuário.** ELACAC – Alagoas, 2005. Disponível em: <http://www.infohab.org.br/encac/files/2005/ENCAC05_0688_696.pdf>. Acesso em: 21 de maio de 2018.

NATIONAL Institute of Mental Health. *Seasonal affective disorder*. Disponível em: <https://www.nimh.nih.gov/health/topics/seasonal-affective-disorder/index.shtml>. Acesso em: 21 de maio de 2018.

Prevenção, detecção precoce e tratamento

> *Se alguém procura a saúde, pergunta-lhe primeiro se está disposto a evitar, no futuro, as causas da doença; em caso contrário, abstém-te de ajudá-lo.*
> **Sócrates**

Apesar de a afirmação de Sócrates ser um tanto dura – afinal, não vamos deixar de ajudar as pessoas a cuidarem de si –, é bastante verdadeira quando diz que é preciso, antes de tudo, prevenir a ocorrência da enfermidade. Para começar, quero explicar a diferença entre prevenção e detecção precoce. Quando entramos nas campanhas de prevenção de câncer – Outubro Rosa, para o câncer de mama, e Novembro Azul, para o de próstata –, não estamos **fazendo prevenção, mas, sim, detecção precoce.** Imprescindíveis em nosso sistema de saúde, essas campanhas estimulam a população a voltar atenção à saúde, mas erroneamente são chamadas de campanhas preventivas, quando o que ocorre é a realização de exames para a detecção precoce de qualquer problema, em seu estágio inicial, tornando mais eficaz o tratamento. Afinal de contas, prevenção é aquilo que vem antes do surgimento de um problema. Correto? Campanhas de vacinação, de todos os tipos, para as mais variadas idades, são um exemplo de campanha de prevenção e são fundamentais para a manutenção da saúde da população como um todo.

Sobre isso, gostaria de alertar sobre a importância das campanhas de vacinação. Há muitos boatos, que inclusive correm muito rápido nas redes sociais, sobre as vacinas deixarem as pessoas doentes, em de prevenir determinadas doenças.

A VACINA ESTIMULA O SISTEMA IMUNOLÓGICO A CRIAR ANTICORPOS CONTRA OS AGENTES CAUSADORES DA ENFERMIDADE, GARANTINDO PROTEÇÃO CONTRA A DOENÇA.

Elas são produzidas a partir do próprio agente causador da doença, que é colocado em nosso corpo de forma enfraquecida ou inativada. Apesar de não causar a doença, as formas atenuadas e inativadas do antígeno são capazes de estimular nosso sistema imunológico. É aqui que a maioria pensa que vai contrair aquela doença. Isso está totalmente equivocado.

Como a vacina atua no nosso corpo?

Quando nos vacinamos, apresentamos ao nosso corpo um antígeno até então desconhecido. O corpo passa, com isso, a produzir anticorpos contra ele. Além da produção de anticorpos, o organismo produz células de memória, ou seja, células que, ao serem expostas novamente ao mesmo antígeno, serão capazes de produzir anticorpos mais rapidamente. Uma pessoa vacinada consegue que seu sistema imune atue de maneira mais rápida, evitando que a doença se desenvolva. Assim sendo, a vacina atua como um agente preventivo, devendo ser utilizada antes do contágio. Ela é considerada uma forma de imunização ativa, pois estimula nosso organismo a produzir substâncias de defesa.

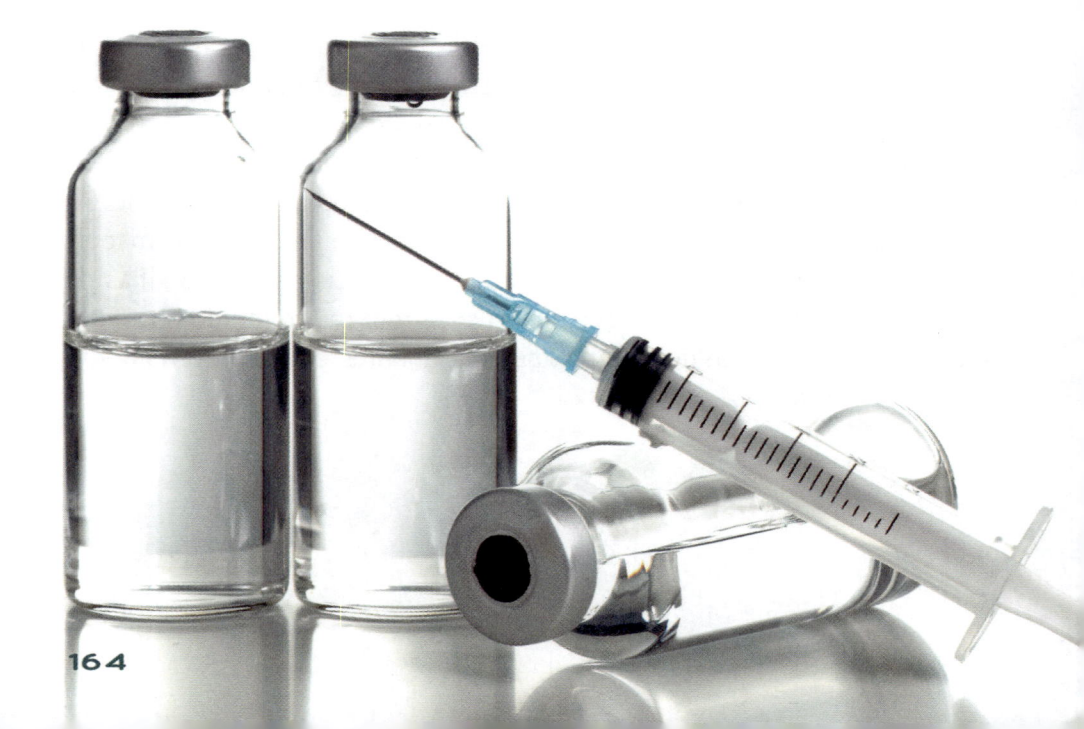

A vacinação é extremamente importante, pois reduz o número de casos de doenças infecciosas em toda a comunidade, uma vez que a transmissão é diminuída, diminui o número de hospitalizações, reduz os gastos com medicamentos, reduz a mortandade e é capaz de erradicar doenças. Em nosso país, já ocorreu a erradicação da poliomielite e da varíola graças à utilização de vacinas. Além disso, segundo a Fundação Oswaldo Cruz, ocorreu a eliminação da circulação do vírus autóctone do sarampo em 2000 e da rubéola desde 2009. Outras doenças também tiveram seus casos reduzidos, como é o caso do tétano neonatal.

Portanto, antes de dar ouvidos a boatos, consulte um médico. Informe-se adequadamente com profissionais qualificados. Nem tudo que vemos na Internet é verdade!

Prevenção é fundamental em termos de saúde e é, sobretudo, feita adquirindo-se bons hábitos. Ter boa alimentação, bom sono, viver de forma harmoniosa e em condições de higiene e praticar exercícios físicos regularmente são algumas formas de se manter saudável e evitar doenças.

Agora vou apresentar as cinco dicas mágicas do Dr. Gabriel para você diminuir as chances de ficar doente (não vou dizer nunca, porque é impossível – em algum momento da vida, se por uma gripe ou uma infecção de garganta, todos nós adoecemos):

Alimentação balanceada: alimentar-se bem é fundamental para fortalecer o sistema imunológico. Comer frutas, verduras e outros alimentos saudáveis contribui muito. Evite frituras e açúcar. Além disso, como disse lá atrás, é bom criar um hábito alimentar e fazer lanches durante o dia para saciar levemente a fome e, quando for fazer as refeições principais, não comer além da conta. Coma para matar a sua fome, nunca para se empanturrar.

Beba água: além de manter hábitos alimentares saudáveis, é fundamental manter o corpo hidratado para garantir alta imunidade. Isso vale tanto para dias quentes quanto para o inverno. Como já falei neste livro, esqueça aquele ditado que orienta: "beba 2 litros de água por dia". O cálculo correto seria de 40 mL para cada quilograma de peso nas 24 horas. Vou dar um exemplo para um indivíduo de 80 kg. Vamos aos cálculos: 40 mL x 80 kg =3.200 mL nas 24 horas.

Dormir bem: boas noites de sono também contribuem para fortalecer a imunidade. É importante manter um hábito saudável e dormir mais do que 6 horas. O cochilo após o almoço também pode ajudar a continuar o dia com mais disposição, mas não deve durar mais de uma hora. Para quem tem insônia e não consegue dormir bem, é recomendado procurar um médico para solucionar o problema. Gosto muito do suplemento de melatonina para muitos casos de distúrbio do sono.

Atividade física: pratique exercícios. Se você não quer gastar com academia, faça caminhadas ou corridas no parque da sua cidade. Em muitas cidades há aquelas "academias da terceira idade" nas ruas ou praças, que têm uma série de aparelhos e você pode usar, mesmo não tendo mais de 60 anos.

Nunca se automedicar: tomar remédio sem prescrição médica só piora a situação. Então, é imprescindível consultar um médico quando sentir qualquer incômodo e não fazer uso de medicamentos por conta própria.

Outro dia, enquanto esperava um voo, no saguão do aeroporto, vi uma revista que apresentava "sete hábitos saudáveis não convencionais". Achei uma brincadeira interessante:

Toque bateria – Tocar bateria pode impulsionar o sistema imunológico.

Faça massagens regularmente – Massagem reduz os níveis de ansiedade, de pressão sanguínea e frequência cardíaca.

Faça sexo – Ter relações sexuais impulsiona o desenvolvimento e aumenta a resistência do seu sistema autoimune.

Vá acampar – Um ambiente ao ar livre, como florestas ou matas, pode ajudar você a fortalecer o seu corpo.

Ouça suas músicas preferidas – Músicas de que gostamos fortalecem nosso sistema imunológico.

Beije – Beijar é uma ótima maneira de fortalecer o seu organismo contra o estresse.

Vá à academia – Atividades físicas também reduzem os níveis de cortisol, o hormônio do estresse.

Você observa que, apesar do tom jocoso, as recomendações fazem sentido, principalmente porque a maioria ajuda a desestressar, e o estresse, como nós já vimos, é causa de uma série de problemas de saúde.

Detecção precoce de doenças

Se você se preocupa com sua saúde, se você se cuida e faz tudo direitinho, é bom também pensar em detecção precoce. Como eu já disse, em algum momento da vida, todos nós vamos adoecer. As campanhas de prevenção ao câncer que eu citei são um ótimo exemplo disso, pois auxiliam na detecção do problema em seu estágio inicial. Isso é fundamental para um tratamento mais eficaz. Agora, é bom saber se temos predisposição a alguma doença que pode ser tratada com antecipação ou evitada. Um exemplo é o diabetes do tipo 2. Se você tem predisposição genética (pais diabéticos, por exemplo), existe a possibilidade de você desenvolver a doença. Mas "é possível", não obrigatoriamente. Lembre-se de que o papel da genética tem um peso de apenas 30%. Seu estilo de vida é responsável pelos 70% restantes. Ou seja, você não é prisioneiro de sua genética. Muitas das anomalias genéticas, há tempos tidas como incuráveis, hoje são pelo menos controláveis ou tratáveis com sucesso, desde que diagnosticadas numa fase precoce. O conhecimento do histórico familiar nos dá um importante instrumento, alertando para manifestações precoces de doenças como câncer, diabetes ou hipertensão.

Ainda não podemos escolher ou mudar os nossos genes, mas conhecer os problemas de saúde prováveis na sua família ou com probabilidade de transmitir às próximas gerações poderá ser alerta suficiente para prevenir ou minimizar os seus efeitos. Saber que determinada doença se transmite na sua família pode condicionar uma mudança de hábitos alimentares ou a administração de determinados medicamentos ou, ainda, uma vigilância médica regular.

Manter um bom acompanhamento médico é fundamental para um problema que está surgindo ou que possa surgir.

Tratamentos

Obviamente, existem diversos tratamentos para diversas enfermidades. O ponto aqui é deixar claro que, se você segue os dois passos anteriores – prevenção e exames rotineiros para detecção precoce –, o tratamento vai ter muito mais chances de sucesso. Lembre-se de que somente os profissionais médicos podem prescrever o tratamento mais adequado para qualquer enfermidade. No entanto, conhecimento é fundamental e é possível aliar os tratamentos convencionais com os alternativos, com menor utilização de medicamentos. O SUS (Sistema Único de Saúde), instituição oficial do Ministério da Saúde, reconhece e oferece quase 30 modalidades de tratamentos alternativos.

- Acupuntura
- Homeopatia
- Fitoterapia
- Antroposofia
- Termalismo
- Arteterapia
- Ayurveda
- Biodança
- Dança circular
- Meditação
- Musicoterapia
- Naturoterapia
- Osteopatia
- Quiropraxia
- Reflexoterapia
- Reiki
- Shantala
- Terapia comunitária Integrativa
- Ioga
- Apiterapia
- Aromaterapia
- Bioenergética
- Constelação familiar
- Cromoterapia
- Geoterapia
- Hipnoterapia
- Imposição de mãos
- Ozonioterapia
- Terapia de florais

Você poderia me perguntar se esses tratamentos são eficazes realmente. Como frisei anteriormente, são. Afinal, nosso corpo tem a capacidade de curar-se. Tem fundamentação científica? Sim. O Ministério da Saúde não estaria aceitando esses tratamentos se fossem apenas enrolação, mas a discussão no âmbito da medicina é grande. E só puderam ser introduzidas entre as formas de tratamento do SUS graças a um documento publicado em 2010, intitulado "Política Nacional de Práticas Integrativas e Complementares (PNPIC)". Isso colocou esses tratamentos alternativos como "práticas integrativas ou complementares" que devem ser de forma integrada ou associada a tratamentos convencionais.

Essas práticas integrativas, complementares ou alternativas são defendidas por praticantes e pesquisadores no mundo todo como medidas que colaboram na prevenção de doenças, na qualidade do envelhecimento ou, ainda, auxiliam na atenuação de outros quadros, como dor crônica, depressão e estresse, sem que para isso sejam ignorados os avanços da medicina convencional ou moderna.

Para resumir o que foi dito, vou utilizar o exemplo do câncer. Temos o seguinte quadro:

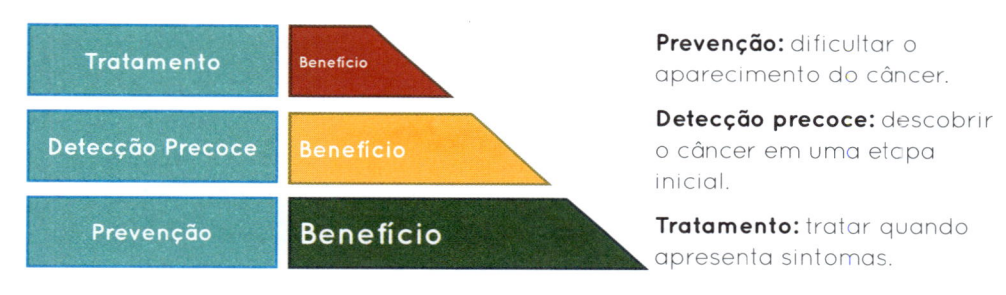

Tratamento	Benefício
Detecção Precoce	Benefício
Prevenção	Benefício

Prevenção: dificultar o aparecimento do câncer.

Detecção precoce: descobrir o câncer em uma etapa inicial.

Tratamento: tratar quando apresenta sintomas.

Como mostrado na figura acima, a prevenção é a etapa que traz mais benefícios contra a doença, seguida pela detecção precoce e depois do tratamento quando a doença já está presente. Você sabe em qual etapa são investidos a maioria dos gastos? No tratamento com criação das drogas mais modernas. Só que nessa fase é onde temos o menor benefício. Deveríamos amplificar os gastos na fase de maior benefício, que é a da prevenção. O grande problema é que isso não gera dinheiro. A indústria farmacêutica se beneficia da doença, e não da prevenção dela, pois visa ao lucro. Por isso é que se chama indústria. Você é apenas número. Sua saúde significa prejuízo financeiro e diminuição do crescimento da empresa. Você ficou assustado com o que falei? Vou dar um exemplo. O cigarro causa câncer, entre outras várias doenças. Você acha que a indústria do cigarro se preocupa com o câncer de pulmão das pessoas? Claro que não! Ela quer que sejam vendidos mais e mais cigarros. As grandes redes de *fast-food* e refrigerantes estão preocupadas com o aumento dos quadros de obesidade ocasionados pelos seus "alimentos"? Não! Elas querem que você consuma cada vez mais alimentos, mesmo que isso acabe com sua saúde. A indústria farmacêutica consegue ser pior: ela quer que você fique doente por toda a vida, para gerar aumento dos lucros. Por isso, terapias para curar doenças não são vistas com bons olhos pela indústria farmacêutica, que aqui chamo, sem medo, de indústria da doença. As falcatruas da indústria farmacêutica foram capa da *Science Magazine* do dia 06/07/2018, considerada, ao lado da *Nature*, uma das revistas acadêmicas mais prestigiadas do mundo.

Uma investigação encontrou um padrão de compensação financeira (pagamento de bola) pós-fato da indústria farmacêutica para aqueles que aconselhavam o governo dos EUA sobre aprovações de medicamentos.

Os membros do painel do FDA ouviram apresentações sobre os dados clínicos e pré-clínicos da equipe da Astrazeneca, em Cambridge, no Reino Unido, uma das maiores empresas farmacêuticas do mundo.

Essas empresas pagaram ou reembolsaram o cardiologista Dr. Jonathan Halperin mais de US$ 200.000 por acomodações, honorários e consultoria.

Halperin recebeu quase US$ 2 milhões em pagamentos de "pesquisa associada" após ele votar pela aprovação do medicamento Brilinta.

A investigação mostrou: dos 107 consultores médicos que votaram nos comitês analisados, 73, em um período de quase quatro anos, receberam quantias que chegavam a mais de US$ 1 milhão em lucros ou apoio de pesquisa dos fabricantes de medicamentos para os médicos que votaram a favor da aprovação dos medicamentos. Muitos benefícios vêm anos depois de um voto de aprovação de drogas – empregos, dinheiro, prestígio profissional e influência.

Outro caso grotesco foi da medicação SEROQUEL® (quetiapina). O SEROQUEL® era conhecido por estar associado à morte súbita cardíaca quando usado com certos medicamentos, e vários antipsicóticos semelhantes ao SEROQUEL® também tinham um registro de fatalidades cardíacas, mas a Astrazeneca apresentou resultados que, segundo representantes da empresa, mostraram, na pior das hipóteses, riscos mínimos. Em 2011, após a montagem de evidências de mortes súbitas cardíacas, a FDA forçou a Astrazeneca a adicionar um aviso ao rótulo da SEROQUEL® (quetiapina) de que a droga apresentava riscos de eventos cardíacos fatais quando combinada com outras drogas. A *Science* descobriu que a Astrazeneca e os fabricantes de medicamentos rivais fizeram pagamentos ou financiaram pesquisas feitas por vários consultores da FDA no ano que antecedeu as reuniões de 2009 da aprovação do SEROQUEL®.

Referências para este capítulo

ANDRADE MEDRONHO, Roberto. **Epidemiologia**. 2.ed. São Paulo: Editora Atheneu, 2009.

ANS. Agência Nacional de Saúde Suplementar. **Manual técnico de promoção da saúde e prevenção de riscos e doenças na saúde suplementar. Disponível em:** https://www.ans.gov.br/images/stories/Materiais_para_pesquisa/Materiais_por_assunto/ProdEditorialANS_Manual_Tecnico_de_Promocao_da_saude_no_setor_de_SS.pdf. Acesso em: 30 Jan de 2019.

SANTOS, Vanessa Sardinha dos. "Importância da vacinação". **Brasil Escola**. Disponível em: <https://brasilescola.uol.com.br/saude-na-escola/importancia-vacinacao.htm>. Acesso em: 06 de setembro de 2018.

VILARTA, Roberto. **Aspectos Básicos da Epidemiologia para o Estudo em Curso de Graduação sobre a Saúde Coletiva e a Atividade Física. Disponível em:** https://www.fef.unicamp.br/fef/sites/uploads/deafa/qvaf/saude_coletiva_cap2.pdf. Acesso em: 30 Jan de 2019.

MACEDO, Rosayne Macedo Rosayne. Polêmica: médicos são contra 'terapias alternativas' no SUS. Disponível em: https://www.vidaeacao.com.br/polemica-medicos-sao-contra-terapias-alternativas-no-sus/. Acesso em: 30 Jan de 2019.

DEMARZO, Marcelo Marcos Piva. **Reorganização dos sistemas de saúde. Disponível em:** https://www.unasus.unifesp.br/biblioteca_virtual/esf/2/unidades_conteudos/unidade02/unidade02.pdf. Acesso em: 30 Jan de 2019.

Sistema Único de Saúde (SUS): estrutura, princípios e como funciona. Disponível em: http://dab.saude.gov.br/portaldab/pnpic.php. Acesso em: 30 Jan de 2019.

Inflamação:
o bem que virou mal

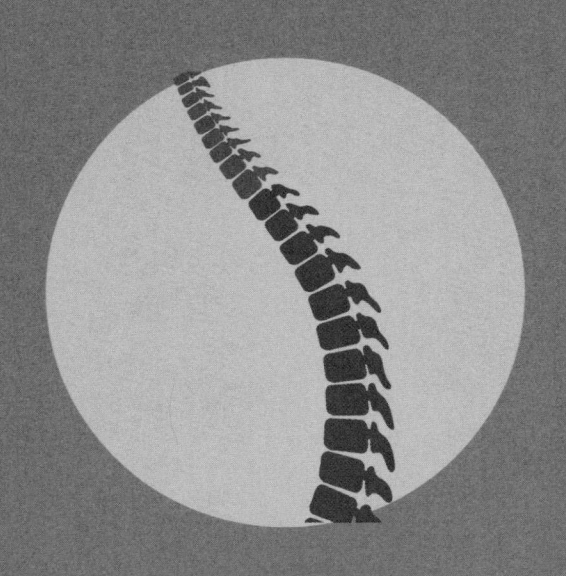

Você certamente já fez algum machucado que não cicatrizou imediatamente ou teve uma infecção de garganta, não é?

A inflamação aguda é de fundamental importância para sua vida. Quando você tem um corte na pele com uma faca, por exemplo, a inflamação nesse momento ajudará na coagulação. Depois de estancado o sangramento, a inflamação aguda acaba. Agora você sabe que a inflamação é um processo natural do nosso corpo e também fundamental.

É uma resposta fisiológica do organismo ao dano tecidual local ou a uma infecção. A resposta inflamatória faz parte da resposta imune inata e, por isso, não é uma resposta específica, mas ocorre de maneira padronizada, independentemente do estímulo. O processo inflamatório envolve várias células do sistema imune e as chamadas citocinas inflamatórias, que são substâncias produzidas pelas células de defesa que deflagram o processo de inflamação. A função da inflamação é eliminar a causa inicial da lesão, coordenar as reações do sistema imune inato, eliminar as células lesadas e os tecidos danificados para iniciar a reparação dos tecidos e restaurar a função. A resposta inflamatória se divide em dois tipos: a inflamação aguda e a inflamação crônica.

Funciona assim: em nossa corrente sanguínea, correm as células brancas, também chamadas de leucócitos, que são como verdadeiros soldados do nosso sistema imunológico. Eles estão sempre procurando por invasores (agentes químicos, vírus, bactérias, toxinas) para expulsá-los do corpo. Para isso, porém, eles produzem os anticorpos e mediadores inflamatórios (citocinas), que provocam o processo inflamatório e evitam, assim, que a infecção se espalhe. Cada anticorpo é específico para um tipo de antígeno (invasor). A acumulação de células mortas e de micro-organismos, em conjunto com fluidos acumulados e várias proteínas, forma o que é conhecido como pus. No entanto, uma vez que a causa da inflamação é removida, a resposta *inflamatória* cessa, e algumas citocinas iniciam o processo de cicatrização. Esse processo é o que chamamos de inflamação aguda, na qual os leucócitos são enviados para eliminar a infecção e curar. A inflamação pode até ser ruim e nos deixar mais abatidos por alguns dias, mas é necessária para nos curar e proteger.

Inflamação crônica

A inflamação crônica é mais branda do que a inflamação aguda, porém é persistente.

Se o agente causador da inflamação aguda persistir, será dado início ao processo de inflamação crônica. Esse processo pode durar vários dias, meses ou anos. A inflamação crônica é caracterizada pela ativação imune persistente com presença dominante de macrófagos no tecido lesionado. Os macrófagos liberam mediadores que, em longo prazo, tornam-se prejudiciais não só para o agente causador da inflamação, mas também para os tecidos da pessoa. Como consequência, a inflamação crônica é quase sempre acompanhada pela destruição de tecidos. Entre os processos inflamatórios crônicos conhecidos estão: artrite, asma e processos alérgicos, alguns tipos de câncer, doenças cardiovasculares, síndromes intestinais, doença celíaca e diabetes.

Costumo dizer que a inflamação crônica é o mal do século. É a grande responsável pelo surgimento e perpetuação de todas as doenças relacionadas à idade, como câncer, diabetes, hipertensão, mal de Alzheimer, infarto agudo do miocárdio, acidente vascular cerebral, obesidade, entre outras doenças. A inflamação crônica é responsável pela degradação dos telômeros, que são aquelas estruturas no final dos cromossomos que expliquei anteriormente. Essa degradação leva ao envelhecimento precoce.

Já foi descoberto que alguns alimentos podem induzir essa resposta inflamatória crônica, como gordura hidrogenada e açúcar. Outra grande descoberta foi a influência das bactérias intestinais na continuidade da inflamação crônica. Pessoas que têm alimentação rica em açúcares e gorduras ruins têm aumento das chamadas bactérias patogênicas intestinais. Essas bactérias irão produzir diariamente os mediadores inflamatórios. Por isso, deve-se tratar inicialmente a microbiota intestinal em todo indivíduo inflamado.

O BEM QUE VIROU MAL

Ao receber o Prêmio Nobel de Medicina, em 1945, pelo desenvolvimento da penicilina, o médico, biólogo, botânico e farmacologista britânico Alexander Fleming fez um alerta em seu discurso: o uso equivocado do medicamento poderia tornar os micróbios mais fortes. E ele estava coberto de razão. Sete décadas depois, o mundo se vê diante de um aumento de resistência das bactérias aos antibióticos, essenciais para prevenir e tratar infecções. As bactérias estão na Terra há 3,5 bilhões de anos e, para sobreviver, criaram mecanismos de defesa. Nós também desenvolvemos nossas defesas, mas nem todas naturalmente. Com sua capacidade criativa, inventiva e exploradora, o homem criou defesas artificiais, e uma delas é o antibiótico.

No Brasil (e em outros países), a comercialização de antibióticos durante muito tempo foi feita sem nenhum controle. Ao perceberem qualquer sinal de infecção, as pessoas corriam para farmácia e compravam qualquer coisa, em qualquer dosagem — penicilina, cefalexina, tetraciclina, de 500 mg, de 750 mg, de 1.000 mg etc., tomavam até sentirem os sintomas diminuir e depois paravam. Com o passar dos anos, essas bactérias começaram a apresentar resistência aos antibióticos. Hoje esse é um grande problema nas unidades de terapia intensiva (UTI). A resistência aos antibióticos é uma resposta dos microrganismos ao uso desses medicamentos. Seu uso — e especialmente seu abuso — faz com que, por meio de diferentes mecanismos biológicos, seja perdida sua eficácia. As bactérias deixam de ser sensíveis aos seus efeitos e são necessários princípios ativos cada vez mais agressivos — e tóxicos para o organismo humano — para eliminá-las (com sorte, porque já existem superbactérias que resistem até mesmo aos antibióticos de última geração).

Em 2004, foi publicado um estudo no *Journal of the American Medical Association* que levantou a hipótese de que o uso do antibiótico poderia aumentar a incidência de câncer. O estudo mostrou que o risco de câncer de mama duplicou nos indivíduos que usaram mais antibióticos. Já é sabido que uma flora intestinal saudável tem efeito em melhorar a imunidade, desintoxicar substâncias e diminuir a inflamação crônica. Ao matar nossas boas bactérias, criamos um meio inflamado, que é propício para o surgimento do câncer. O sistema imunológico apto destrói as células cancerígenas assim que surgem. Células anômalas são produzidas com muita frequência, mas são destruídas por nossas células de defesa. Uma diminuição da imunidade irá prejudicar nosso sistema imunológico anticâncer. Os vencedores do Prêmio Nobel de

2018 provaram que uma excelente alternativa para eliminar o câncer seria fortalecer o próprio sistema imunológico, para identificar e destruir essas células malignas. É importante ressaltar que o estudo não afirma que os antibióticos causaram câncer de mama, mas, pelos mecanismos explicados acima, poderíamos desconfiar de sua influência na gênese do câncer.

O que vemos nos consultórios é um uso desnecessário dos antibióticos. Muitas vezes os pais de pacientes pediátricos tentam induzir os médicos a prescrever antibióticos. Um importante estudo publicado no *Journal of the American Medical Association* em 2010 apontou o uso excessivo de antibióticos para infecções que muitas vezes eram ocasionadas por vírus. Nesse caso, não existe nenhum benefício do uso de antibióticos. Só exitem riscos. Esses riscos são decorrentes do desequilíbrio das bactérias intestinais, com consequente surgimento de obesidade, doença cardiovascular no futuro e alergias.

Para conter o problema, em 2010, a Agência Nacional de Vigilância Sanitária (Anvisa) baixou o decreto 44, que estabelece que a venda de antibióticos só pode ser dispensada com receita médica.

Tudo isso, a princípio, pode parecer exagero, mas é um mal necessário, porque, além da questão de as bactérias estarem ficando mais resistentes aos antibióticos, pesa contra a venda indiscriminada desses produtos os efeitos colaterais indesejados. Veja o caso dos antibióticos conhecidos como fluoroquinolonas: o Cipro (ciprofloxacina), o Levaquin (levofloxacina) e o Avalox (moxifloxacina). Em 2010, o Levaquin era o antibiótico mais vendido dos Estados Unidos. Sete anos depois, os fabricantes foram alvo de mais de 2 mil processos de pacientes que sofreram reações severas após se submeter ao tratamento. E isso aconteceu porque as fluroquinolonas eram prescritas de forma inapropriada. Em vez de serem utilizados apenas para combater infecções bacterianas sérias e que colocam a vida do paciente em risco, como uma pneumonia hospitalar, esses antibióticos estavam sendo usados com frequência para combater sinusites, bronquites e outras doenças que poderiam ser tratadas com medicamentos menos potentes — ou que são causadas por vírus, que não são suscetíveis aos antibióticos.

Apresentarei agora uma lista de 10 efeitos colaterais que você provavelmente teve ao tomar antibiótico e talvez nem tenha associado o que estava sentindo ao medicamento.

1 — Fotossensibilidade: se você está tomando um antibiótico, como a tetraciclina, seu corpo pode tornar-se mais sensível à luz. Esse efeito pode fazer com que a luz pareça mais brilhante em seus olhos. Também pode tornar sua pele mais propensa a queimaduras solares.

2 — Febre: pode ocorrer uma febre por causa de uma reação alérgica a uma medicação ou como um efeito colateral ruim. A febre é comum quando você toma betalactâmicos, cefalexina, minociclina e sulfonamidas.

3 — Descoloração dos dentes: tetraciclina e doxiciclina podem causar a descoloração permanente dos dentes em crianças cujos dentes ainda estão em desenvolvimento.

4 — Reações alérgicas: são possíveis com qualquer medicamento, incluindo antibióticos. Algumas reações alérgicas podem ser leves, mas outras podem ser graves e precisam de atenção médica.

5 — Síndrome de Stevens-Johnson (SJS): é uma doença rara, mas grave, da pele e das mucosas. É um dos efeitos colaterais dos antibióticos mais comuns e pode acontecer com qualquer medicamento. Ocorre mais frequentemente com antibióticos como beta-lactâmicos e sulfametoxazol.

6 — Reações no sangue: a leucopenia, por exemplo, é uma diminuição no número de glóbulos brancos. Isso pode levar ao aumento das infecções. Outra mudança é a trombocitopenia, que é um baixo nível de plaquetas. Este efeito pode causar hemorragias, hematomas e coagulação sanguínea mais lenta. Os antibióticos beta-lactâmicos e sulfametoxazol causam esses efeitos colaterais mais frequentemente.

7 — Problemas cardíacos: o uso de azitromicina pode aumentar significativamente o risco de morte por arritmia cardíaca.

8 — Tendinite: os tendões são cordões grossos que unem o osso ao músculo e podem ser encontrados em todo o corpo. Os antibióticos como a ciprofloxacina foram relatados como causadores de tendinite ou ruptura do tendão.

9 — Convulsões: é raro, mas acontece de antibióticos causarem convulsões. Os que causam isso mais comumente são ciprofloxacina, imipenem e cefalosporina, como cefixima e cefalexina.

10 — Dor no estômago: este é um dos efeitos colaterais mais comuns e podem incluir: náusea, vômito, cólica e diarreia. Os antibióticos macrolídeos, cefalosporinas, penicilinas e fluoroquinolonas são os que mais causam esse problema.

Para evitar esses e outros problemas é que se recomenda, sempre, que se procure um médico. Ele vai descobrir se a infecção está sendo causada por bactéria e, nesse caso, vai receitar um antibiótico. Em alguns casos, é preciso descobrir que tipo de bactéria está causando a infecção, para saber qual medicação será mais eficaz. É importante lembrar que é indicada a suplementação de probióticos para os usuários de antibióticos. Não se esqueça de que eles matam tanto as bactérias causadoras da infecção quanto as boas bactérias intestinais.

A infecção também pode ser causada por fungos e pode ser combatida por medicamento antifúngico — por exemplo, algumas lesões na pele e nas unhas podem ser causadas por infecções de fungos.

Ou a infecção pode ser provocada por parasitas, como a malária e as parasitoses intestinais, oque pode ser combatida com um antiparasitário.

Por fim, as infecções podem ser causadas por vírus, como os das hepatites B e C e HIV.

Alimentos e inflamações

As causas da inflamação crônica variam de pessoa para pessoa, mas incluem excesso de peso, estresse e até mesmo respirar o ar poluído. Opções de estilo de vida, como fumar, falta de exercícios físicos e falta de sono também estão envolvidos no aumento da inflamação crônica. Os alimentos que nós escolhemos comer — ou não comer — também podem afetar a inflamação. Ingerir uma boa quantidade de frutas, legumes, cereais integrais, carnes magras e ácidos graxos ômega-3 tem efeito protetor contra a inflamação crônica. Essa é a base da chamada dieta mediterrânea.

É de grande importância saber quais são os alimentos que nos ajudam a combater inflamações e quais os que a causam ou a agravam!

Alimentos que agem como anti-inflamatórios NATURAIS

SALMÃO

Salmão contém o ômega-3 e é conhecido por tratar de um grande número de problemas de saúde. Se você não gosta de comer peixe, experimente consumir um suplemento de ômega-3 de boa qualidade. Experimente integrar óleo de peixe ou peixes com "gordura boa" às suas refeições duas vezes por semana para usufruir de suas vantagens.

AZEITE DE OLIVA EXTRAVIRGEM

O azeite de oliva tem sido o segredo da longevidade das culturas mediterrâneas há centenas de anos. É rico em ômega-9. Ele fornece quantidades saudáveis de gorduras anti-inflamatórias e pode reduzir os riscos de asma e artrite, bem como proteger o coração e os vasos sanguíneos.

GENGIBRE

Essa raiz contém um vasto potencial em termos de benefícios à saúde. Combate inflamações, ajuda a controlar o nível de açúcar no sangue e ainda auxilia na perda de peso, por ter efeito termogênico. Uma boa pedida é o uso rotineiro de chás ou sucos com gengibre.

ALHO

Embora seja bem conhecido, as pesquisas sobre o alho são ainda inconsistentes sobre seus benefícios. Entretanto, sabe-se que é bem eficiente para diminuir inflamações, controlar o açúcar no sangue e combater infecções.

CHÁ VERDE

Existem poucas coisas mais saudáveis do que o chá verde. Ele contém substâncias anti-inflamatórias (flavonoides) em uma quantidade tão grande que bebê-lo realmente reduz o risco de ocorrência de alguns tipos de câncer.

VEGETAIS CRUCÍFEROS

Brócolis, couve-de-bruxelas, couve e couve-flor são verduras repletas de antioxidantes. São consideradas desintoxicantes naturais e limpam o corpo de impurezas que podem ser perigosas para a nossa saúde.

CHÁ PRETO

É uma substância rica em cafeína e teanina, que melhora muito a capacidade de concentração e memória. Outra substância presente no chá preto são os polifenóis. Eles têm uma poderosa capacidade de aumentar as bactérias benéficas do nosso intestino, as bifidobactérias. Essas bactérias diminuem a permeabilidade da membrana do intestino e impedem o crescimento das bactérias patogênicas, como o *Clostridium histolyticum*, bactéria encontrada em excesso nas fezes de indivíduos autistas. As alterações positivas na microbiota intestinal levam a uma redução da proteína-c-reativa, que é o grande marcador sanguíneo do processo inflamatório. Por isso o chá preto tem uma importante ação anti-inflamatória.

MORINGA OLEÍFERA

A moringa é uma planta originada na Índia e é conhecida como "a planta do milagre". Ela tem uma potente ação anti-inflamatória e antioxidante, sendo utilizada nas mais diversas patologias. Também tem um excelente efeito analgésico, aliviando dores crônicas, como as provenientes de enxaquecas. Ela pode ser consumida na forma de chá de suas folhas, pó ou cápsulas contendo o ativo mais concentrado. As cápsulas têm ação superior à do chá no tratamento das doenças e da dor crônica. Outra opção do uso é o óleo de moringa, utilizado como analgésico e anti-inflamatório ao ser colocado na pele de articulações inflamadas por artrite ou após traumas em atividades esportivas. Outro grande benefício do chá das folhas de moringa é a perda de peso. Como falei anteriormente, a dieta rica em gorduras ruins leva ao aumento de bactérias maléficas em nosso intestino. Essas bactérias produzem mediadores inflamatórios que influenciam positivamente no processo de obesidade. O chá de moringa tem efeito protetor nesse caso, ao matar essas bactérias ruins e auxiliar na perda de peso. A moringa apresenta benefícios no combate ao câncer e tem também importante ação na diminuição da fadiga e na melhora da memória. Todas essas ações justificam por que ela é chamada de "planta do milagre".

AÇAFRÃO-DA-TERRA

As pesquisas não param de mostrar os benefícios desse poderoso tempero que vem da Ásia e que é um valoroso combatente quando se trata de inflamações. Acredita-se que o seu ingrediente ativo, a curcumina, auxilia também na luta contra o mal de Alzheimer, problemas cardíacos, obesidade, câncer e age como um analgésico natural.

Especialmente sobre a cúrcuma, quero chamar a atenção de vocês:

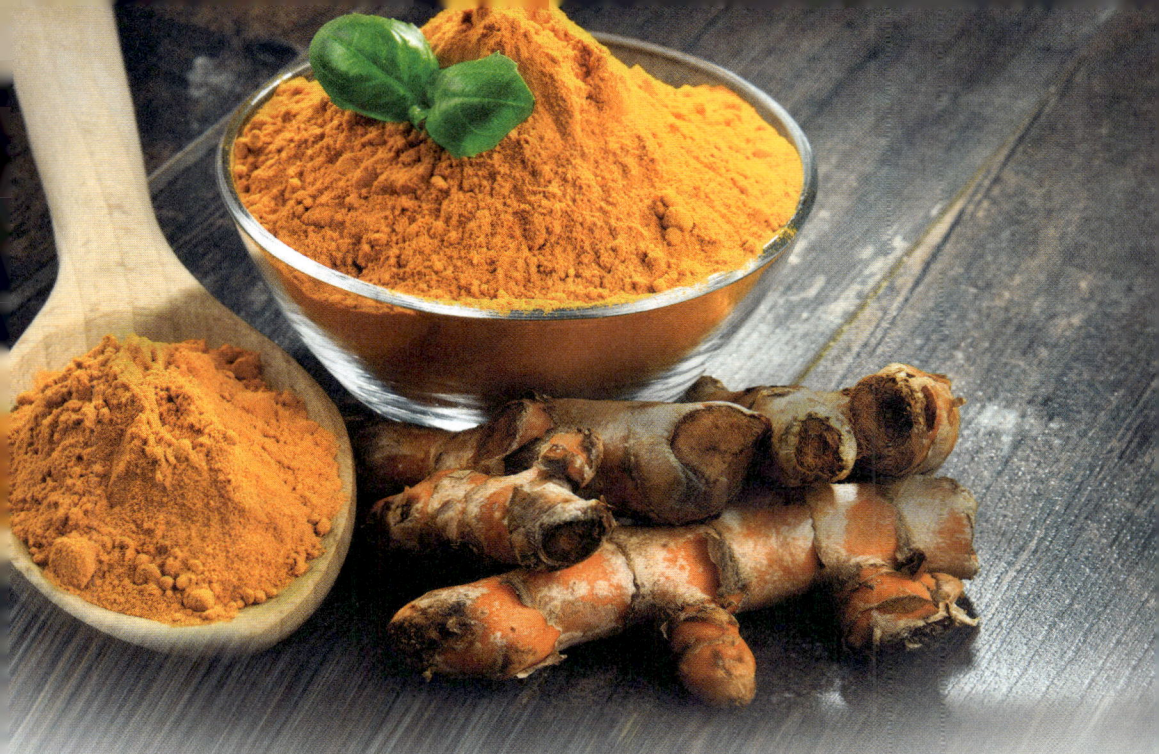

A cúrcuma é uma planta que tem uma raiz longa de cor laranja. É originária da Índia e da Indonésia. Depois de secas, as raízes da cúrcuma são transformadas em um pó, também chamado de cúrcuma, utilizado como tempero. O pó das raízes da cúrcuma é o principal ingrediente do *curry*, a famosa mistura de especiarias indiana utilizada em diversos pratos com origem nessa culinária. Além de ser muito utilizado na cozinha, esse pó é conhecido por suas propriedades medicinais, principalmente por ter ação antioxidante e anti-inflamatória. Um cuidado que devemos ter ao comprar a cúrcuma é que ela também pode ser chamada de açafrão-da-terra, mas não devemos confundi-la com o açafrão.

A cúrcuma é um pó laranja vendido em saquinhos ou a granel nos supermercados e nas feiras, com preço geralmente acessível. O açafrão, por sua vez, é um pó vermelho, vendido em empórios especializados e com preço bem mais elevado. Conheça alguns dos principais benefícios da cúrcuma já comprovados pela ciência e saiba como utilizar esse tempero no seu dia a dia:

1. Efeitos anti-inflamatórios

Embora a inflamação seja um processo que ajuda nosso organismo a combater micro-organismos maléficos e partículas estranhas, ela pode trazer problemas graves ao se tornar crônica. A cúrcuma contém curcumina, uma substância com forte poder anti-inflamatório. Esse componente atua nos mecanismos celulares e consegue bloquear processos relacionados a doenças associadas à inflamação crônica, como diversos tipos de câncer, síndrome metabólica e o mal de Alzheimer.

2. Propriedades antioxidantes

Os radicais livres são componentes que reagem com ácidos graxos, proteínas e o próprio DNA, causando oxidação. Esse processo leva a danos que estão relacionados ao envelhecimento e ao surgimento de muitas doenças, incluindo o câncer. A curcumina presente no açafrão-da-terra ajuda a combater a ação dos radicais livres de duas formas: sua estrutura química consegue neutralizar essas moléculas prejudiciais e ela ainda estimula o bom funcionamento dos mecanismos antioxidantes do nosso organismo.

3. Proteção das funções cerebrais

Alguns estudos demonstraram que a curcumina pode aumentar os níveis cerebrais do BDNF (fator neurotrófico derivado do cérebro), um dos responsáveis pela formação de novas conexões entre os neurônios e também pelo desenvolvimento de novas células desse tipo. A deficiência de BDNF parece estar envolvida com uma tendência maior ao desenvolvimento de depressão, ansiedade e mal de Alzheimer. Dessa forma, o açafrão-da-terra pode ajudar a combater essas doenças, além de outras condições relacionadas ao envelhecimento.

4. Redução do risco de doenças cardíacas

A curcumina exerce efeito positivo no endotélio, a camada celular que reveste internamente os vasos sanguíneos, dificultando a sua lesão, sendo, assim, protetor contra as doenças isquêmicas, como infarto agudo do miocárdio e acidente vascular cerebral. Também tem efeito benéfico na regulação da pressão sanguínea. Além disso, as propriedades anti-inflamatórias e antioxidantes dessa substância são fatores importantes na prevenção de doenças cardíacas.

5. Prevenção e combate ao câncer

No caso dos diferentes tipos de câncer, as pesquisas indicam que a curcumina pode prevenir e até mesmo tratar alguns tumores por meio de vários mecanismos de ação. Para o tratamento, existem estudos que sugerem que essa substância pode reduzir o crescimento de um tumor e a sua disseminação molecular. Além disso, foram encontrados indícios de que esse componente seria capaz de reduzir a metástase (quando o câncer se espalha) e impedir o desenvolvimento de vasos sanguíneos no tumor, de forma a contribuir para a destruição dessa massa de células malignas. No campo da prevenção, os pesquisadores observaram que o consumo diário de 4 gramas de curcumina está relacionado a uma redução de 40% no número de lesões benignas localizadas no intestino grosso, as quais poderiam tornar-se um câncer de cólon.

6. Alívio dos sintomas da artrite

O efeito benéfico da cúrcuma nos processos inflamatórios também contribui para o alívio dos sintomas da artrite, que consiste na inflamação das articulações. Em pacientes com artrite reumatoide, o uso da curcumina se mostrou ainda mais eficiente do que o anti-inflamatório tradicional, aliviando a rigidez e o inchaço.

7. Combate à depressão

Entre outros fatores, a depressão está relacionada a uma redução nos níveis do BNDF e ao encolhimento do hipocampo, uma área do cérebro envolvida na aprendizagem e na memória. Alguns estudos mostram que a curcumina pode elevar os níveis do BNDF, o que ajudaria a reverter essas alterações ligadas à doença. Além disso, essa substância também pode melhorar a ação da serotonina e da dopamina, neurotransmissores ligados à sensação de bem-estar e relaxamento.

Como a cúrcuma é um dos ingredientes mais importantes do curry, uma das formas mais fáceis de utilizá-la no seu dia a dia é adicionar esse tempero aos seus pratos. Ele combina com carne vermelha, frango, molhos, sopas, arroz e verduras e legumes cozidos. Se preferir utilizar a cúrcuma pura, feita a partir da raiz, você deve apenas regular a quantidade, pois ela é bastante picante e seu sabor vai se sobressair aos demais. Esse tempero só não combina muito bem com os doces e receitas de sabor muito leve.

> É POSSÍVEL TAMBÉM UTILIZAR ESSE PÓ PARA FAZER UMA INFUSÃO: ADICIONE 1 COLHER DE CAFÉ DE CÚRCUMA A 150 ML DE ÁGUA FERVENTE E DEIXE REPOUSAR POR 10 MINUTOS ANTES DE TOMAR. RECOMENDA-SE BEBER TRÊS XÍCARAS POR DIA ENTRE AS REFEIÇÕES.

Além disso, a cúrcuma também pode ser utilizada para fazer um gel com propriedades anti-inflamatórias. Para isso, misture 1 colher de sopa de babosa com meia colher de chá do pó e aplique sobre as inflamações na pele, como a psoríase. Em caso de gravidez ou amamentação, é sempre importante consultar o médico antes de iniciar o uso de qualquer substância com finalidade terapêutica.

Alimentos que podem causar inflamações:

1 — Açúcar – O açúcar deve ser limitado em nossa dieta. Nosso corpo não pode lidar com altos níveis de glicose. Ela irá se acumular em gordura, dando início à obesidade e às doenças relacionadas à idade. À medida que os níveis permanecem elevados, nosso corpo produz mensageiros pró-inflamatórios conhecidos como citocinas, para lidar com o excesso. Coma alimentos ricos em proteínas para ajudar a equilibrar seu nível de glicose e, se estiver muito, mas muito mesmo, querendo um docinho, como uma fruta ou um "pequeno" (pequeno mesmo, viu?) pedaço de chocolate amargo para conter o desejo. O ideal é associar uma oleaginosa, como castanhas ou amêndoas, para diminuir o índice glicêmico dos carboidratos ingeridos.

2 — Frituras – Os alimentos fritos são outra grande armadilha em termos de inflamação. Alimentos fritos em óleo vegetal contêm altos níveis de produtos finais da glicação (lembra lá atrás quando falei da glicação? Se não, volte lá e releia). Um estudo já concluiu que as pessoas que limitaram a ingestão de alimentos fritos apresentaram queda significativa no nível de produtos finais da glicação avançada. Isso mostra que, quanto menos alimentos fritos você come, menor a inflamação. Se for fritar, prefira o óleo de coco.

3 — Óleos vegetais e ômega-6 – À medida que aprendemos mais sobre os ácidos graxos ômega-6 e seus efeitos no aumento da inflamação, sabemos que limitar esses tipos de gorduras é fundamental para um corpo saudável. Tente evitar alimentos preparados com óleos vegetais como milho, cártamo, girassol, semente de uva e soja.

4 — Laticínios – Os seres humanos estão consumindo leite há milhares de anos, mas, nos últimos vinte anos, descobrimos que nosso corpo pode ter dificuldades em processar a caseína e a lactose, encontradas no leite. A lactose é o açúcar do leite. É um dissacarídeo, composto de 2 monossacarídeos, chamados glicose e galactose. Para a lactose ser digerida, é necessária a ação de uma enzima chamada lactase. Nossos níveis dessa enzima são muito altos quando somos crianças, mas começam a cair gradativamente com o avançar da idade. Por isso, a incidência de intolerância à lactose é alta em nossa população.

Quando comemos ou bebemos um produto lácteo, nosso corpo pode ver isso como uma substância estranha e reage com uma resposta inflamatória.

5 — Trigo refinado — Encontrado em alimentos como bolos, biscoitos e pão, alimentos de alto índice glicêmico e pobres em fibras, o trigo refinado é um prato cheio para a perpetuação do processo inflamatório crônico.

6 — Glúten — Quanto mais entendemos sobre o glúten, mais ele parece tornar-se um alimento que todos deveríamos limitar. Além dos problemas de alergia, mesmo as pessoas que podem tolerar o glúten descobriram que isso pode levar à inflamação. Evitar o glúten pode ser uma parte fundamental de evitar a inflamação.

7 — Ingredientes artificiais — Se você não consegue ler um ingrediente listado no seu pacote de alimentos, são grandes as chances de seu corpo também não o reconhecer. Ingredientes artificiais, como aditivos alimentares, conservantes, corantes artificiais e aromatizantes são compostos químicos estranhos ao nosso corpo. Toda vez que comemos um desses alimentos químicos carregados, nosso corpo lança uma resposta do sistema imunológico, o que leva à inflamação.

8 — Gorduras hidrogenadas ou trans — Toda vez que comemos gorduras hidrogenadas ou trans, nosso corpo lança um ataque em grande escala sob a forma de inflamação. As gorduras trans, como os óleos hidrogenados, fazem com que o corpo oxide as lipoproteínas de baixa densidade, o que leva à inflamação. Pessoas que têm dietas com alto teor de gordura trans apresentam níveis mais elevados de marcadores que apresentam inflamação sistêmica.

9 — Carnes — Vários são os trabalhos que mostram que o consumo de carne tostada aumenta a probabilidade de câncer. O que aconselho é seu consumo com moderação. Em minha alimentação, só consumo carne vermelha aos finais de semana, e não em todos.

10 — *Fast-food* — Pode ser bacana comer um sanduíche de alguma grande rede de *fast-food*, mas esses alimentos são campeões quando se trata de problemas inflamatórios. Evitar as armadilhas de *fast-food* frito, que geralmente é carregado cde gorduras hidrogenadas, ajudará a reduzir a inflamação.

Referências para este capítulo

Inflamação. Disponível em: <http://www.ufjf.br/imunologia/files/2010/08/Aula-inflama%C3%A7ao--Medicina-Sandra-.pdf>

Inflammation. Interactive Health. Disponível em: <http://iahealth.net/inflammation/>

Inflammation. Disponível em: <https://en.wikipedia.org/wiki/Inflammation>

PEREIRA, J. M. S. **Imunologia**. Disponível em: <http://cloud.fciencias.com/wp-content/uploads/2014/11/Imunologia-SEBENTA.pdf>

SCHNEIDER, A.; Barros, C. C. **Resposta inflamatória – Parte 1**. Universidade Federal de Pelotas. Disponível em: <http://wp.ufpel.edu.br/patogeralnutricao/files/2013/05/Resposta-Inflamatória-Parte-1.pdf>

SCHNEIDER, A.; Barros, C. C. **Resposta inflamatória – Parte 2**. Universidade Federal de Pelotas. Disponível em: <http://wp.ufpel.edu.br/patogeralnutricao/files/2013/05/Resposta-Inflamatória-Parte-2.pdf>.

WONGCHAROEN, W.; JAI-AUE, S.; PHROMMINTIKUL, A. et al. Effects of curcuminoids on frequency of acute myocardial infarction after coronary artery bypass grafting. **Am J Cardiol**. 2012;110(1):40-4.

CHUENGSAMARN, S.; RATTANAMONGKOLGUL, S.; LUECHAPUDIPORN, R. et al. Curcumin extract for prevention of type 2 diabetes. **Diabetes Care**. 2012;35(11):2121-7.

DEGUCHI, A. Curcumin targets in inflammation and cancer. **Endocr Metab Immune Disord Drug Targets**. 2015;15(2):88-96.

FAJARDO, A.M.; PIAZZA, G.A. Chemoprevention in gastrointestinal physiology and disease. Anti-inflammatory approaches for colorectal cancer chemoprevention. **Am J Physiol Gastrointest Liver Physiol**. 2015;309(2):G59-70.

QIAO, H.; FANG, D.; CHEN, J. et al. Orally delivered polycurcumin responsive to bacterial reduction for targeted therapy of inflammatory bowel disease. **Drug Deliv**. 2017;24(1):233-42.

RAMASAMY, T.S.; AYOB, A.Z.; MYINT, H.H. et al. Targeting colorectal cancer stem cells using curcumin and curcumin analogues: insights into the mechanism of the therapeutic efficacy. **Cancer Cell Int**. 2015;15:96.

SREEDHAR, R.; ARUMUGAM, S.; THANDAVARAYAN, R.A. et al. Curcumin as a therapeutic agent in the chemoprevention of inflammatory bowel disease. **Drug Discov Today**. 2016;21(5):843-9.

VALLIANOU, N.G.; EVANGELOPOULOS, A.; SCHIZAS, N. et al. Potential anticancer properties and mechanisms of action of curcumin. **Anticancer Res**. 2015;35(2):645-51.

VERMA, V. Relationship and interactions of curcumin with radiation therapy. **World J Clin Oncol**. 2016;7(3):275-83.

LEE, J.; DUAN, W.; MATTSON, M.P. Evidence that brain-derived neurotrophic factor is required for basal neurogenesis and mediates, in part, the enhancement of neurogenesis by dietary restriction in the hippocampus of adult mice. **J Neurochem**. 2002;82(6):1367-75.

YAMADA, K.; MIZUNO, M.; NABESHIMA, T. Role for brain-derived neurotrophic factor in learning and memory. **Life Sci**. 2002;70(7):735-44.

CHOI, G.Y.; KIM, H.B.; HWANG, E.S. et al. Curcumin Alters Neural Plasticity and Viability of Intact Hippocampal Circuits and Attenuates Behavioral Despair and COX-2 Expression in Chronically Stressed Rats. **Mediators Inflamm**. 2017;2017:6280925.

WU, X.; CHEN, H.; HUANG, C, et al. Curcumin attenuates surgery-induced cognitive dysfunction in aged mice. **Metab Brain Dis**. 2017;32(3):789-98.

MOTAGHINEJAD, M.; MOTEVALIAN, M.; FATIMA, S. et al. The neuroprotective effect of curcumin against nicotine-induced neurotoxicity is mediated by CREB-BDNF signaling pathway. **Neurochem Res**. 2017.

Homeostase
hormonal

Uma das principais características dos organismos vivos é a capacidade de alteração de seu estado orgânico como forma de reação fisiológica a mudanças do meio ambiente. Homeostase é um processo de autorregulação por meio do qual sistemas biológicos tendem a manter sua estabilidade para se ajustarem a condições ótimas de sobrevivência.

Traduzindo: a homeostase é a estabilidade necessária para que o organismo realize suas funções adequadamente, para o equilíbrio do corpo. Os responsáveis pelo controle da homeostase são o sistema nervoso e as glândulas endócrinas. Por exemplo, se aumenta a temperatura do corpo (quando você está fazendo exercícios), as glândulas sudoríparas liberam suor e, dessa forma, o corpo é esfriado.

Cada glândula endócrina tem uma função específica na produção hormonal. Os hormônios são substâncias químicas produzidas de forma específica pelo sistema neuroendócrino ou pelos neurônios altamente especializados, funcionando como um sinalizador celular. O nome hormônio tem origem no grego e significa evocar ou excitar.

É como fluidos de um carro, por exemplo. Há óleo para o motor, para a direção, para o câmbio, para o radiador etc., cada um com suas especificações. Se um estiver errado — ou baixo demais ou alto demais —, vai dar problema no carro. Com a gente, é a mesma coisa. Quando envelhecemos (ou enferrujamos, como vimos lá atrás), estamos perdendo o equilíbrio desses hormônios e o controle químico das funções corporais.

As glândulas e alguns órgãos (como a hipófise, o hipotálamo) secretam esses hormônios e os jogam na corrente sanguínea, onde serão transportados para os lugares específicos. E a principal função dos hormônios é atuar na regulação e no funcionamento de diversos processos metabólicos do corpo — do crescimento à reprodução, passando por cada etapa da vida.

Os desequilíbrios hormonais acontecem quando existe excesso (hiperfunção) ou falta (hipofunção) do funcionamento dos hormônios, o que acarreta diversos sintomas, e isso pode ter impacto negativo na qualidade de vida. Muitos tendem a confundir com outros transtornos mais comuns.

A partir de certa idade (para uns mais, para outros menos) é preciso começar a pensar em ajuste hormonal, para manter a homeostase. Seu médico deve avaliar se as vitaminas, os minerais, os ácidos graxos e as enzimas estão presentes nas proporções adequadas.

Homens e mulheres têm os mesmos hormônios, mas o que os diferencia são as concentrações diferentes, e tudo isso deve ser levado em conta na hora de decidir se há a necessidade de reposição hormonal ou não.

Eu falei lá atrás do processo de "enferrujamento" a que nosso corpo fica submetido, principalmente por causa da produção de radicais livres. Você viu que o chamado "envelhecimento normal" não tem nada de normal.

Já é possível, com o aumento da expectativa de vida, também se pensar alternativas ao envelhecimento (ainda não podemos curá-lo, mas caminhamos nesse rumo) de forma saudável. Para isso, é necessária uma soma das interações entre os fatores genéticos, epigenéticos e ambientais, por meio de um controle máximo.

Todas essas informações que hoje nós temos e dos avanços da Medicina nos permitem investir em prevenção de doenças e de atenção à saúde. Você pode pensar que é caro, mas garanto que é muito mais caro — sem falar em outros problemas (físicos, emocionais etc.) — esperar ficar doente para depois tratar. E, com o avançar da idade, doenças cardiovasculares, endócrinas e metabólicas, diversos tipos de câncer, doenças respiratórias e neurodegenerativas vão aparecendo e são as maiores responsáveis pela mortalidade precoce ou pela incapacidade prematura.

Então, um conselho: invista em você. O processo de envelhecimento ainda inevitável, crônico e irreversível, porém, já é modificável. Desde que, obviamente, você adote as medidas necessárias para controlar a homeostase.

Em uma população envelhecida, o indicador de saúde estratégico não é a presença ou ausência de doença, mas o grau de capacidade funcional dos indivíduos e a habilidade de conduzir a própria vida com autonomia ou o nível de fragilidade, que sugere o grau de vulnerabilidade com o próprio ambiente. Tanto a capacidade funcional como a fragilidade indicam o nível de qualidade, de vitalidade, não levando em consideração a cronologia.

O ser saudável é aquele que busca manter relacionamentos harmoniosos e dinâmicos entre corpo, mente, emoções, espírito e ambiente. E diversos fatores contribuem para o desequilíbrio, por isso é necessário o controle, evitando que o desequilíbrio aja como fonte de genes patológicos ou ativando processos metabólicos que desestabilizem a homeostasia.

Por exemplo, o estresse. Como vimos lá atrás, esse é, na atualidade, um dos fatores de risco mais importantes no processo senil. Um nível aumentado de estresse libera quantidade maior de cortisol e adrenalina, promovendo elevação do trabalho cardíaco, retenção hídrica, maior produção de secreção ácida pelo estômago e síntese de glicose, por meio da ação adrenérgica. Como resultado, obesidade, dislipidemia, hipertensão arterial e apoptose cerebral.

O tabagismo. Fumar diminui o sistema antioxidante, além de ser porta de entrada para vários tipos de tumores (pulmão, estômago, próstata, mamas etc). Substâncias como alcatrão, nicotina e metais pesados diminuem a elasticidade do tecido pulmonar, agem com efeito vasoconstritor, pró-inflamatório, exacerbando patologias cardiovasculares e pulmonares.

Bebidas alcoólicas. O uso crônico aumenta a produção de radicais livres, o nível de estresse oxidativo, alterando as atividades neuronais que implicam nas doenças neuro-degenerativas e metabólicas. Além dos problemas orgânicos, há interferência direta na qualidade de vida, no convívio em sociedade, na saúde plena.

O sedentarismo também acelera o processo de envelhecimento. A prática de exercícios regulares promove o estímulo hormonal, fato esse que irá minimizar o decréscimo hormonal induzido pela idade.

E, para completar, uma recomendação para toda a vida: é fundamental uma alimentação balanceada e saudável. Este talvez seja o mais importante fator para evitar as doenças crônico-degenerativas, autoimunes e inflamatórias. Uma dieta rica, equilibrada, com carboidratos complexos, com carga glicêmica mais baixa, ácidos graxos poli-insaturados ricos em ômega-3, com proteínas de qualidade, consumo de produtos orgânicos, livres de agrotóxico e de contaminação por metais pesados, e de preferência suplementada com vitaminas e minerais, são pontos significativamente importantes para uma vida saudável.

Desequilíbrio hormonal

Um desequilíbrio hormonal é, por definição, qualquer alteração em excesso ou diminuição nos níveis dos hormônios no corpo, afetando suas funções. Pode ocorrer tanto em homens quanto em mulheres. E esse problema, se não for tratado, pode resultar em graves condições médicas, como diabetes, por exemplo, no caso do pâncreas. Ou uma desordem de crescimento se o desequilíbrio for na glândula pituitária, e assim por diante.

Não existe uma explicação exata para a causa do desequilíbrio hormonal. Eles são comuns e motivados por "n" fatores. Alguns deles são:

- Predisposição familiar
- Anticoncepcionais
- Estresse
- Uso excessivo de cosméticos
- Gravidez
- Lactação
- Sedentarismo
- Menopausa
- Ciclo menstrual
- Padrões de sono inconsistentes
- Problemas de tireoide
- Diabetes

Veja alguns exemplos de desequilíbrio hormonal:

Hipertireoidismo: problema metabólico no qual nossa glândula tireoide produz excesso de hormônios em nosso organismo, causando transtornos bastante sérios. É comum nesta disfunção perder peso, por exemplo.

Hipotireoidismo: neste caso, ocorre o contrário. Acontece a baixa produção dos hormônios tireoidianos, fazendo com que ganhemos peso e soframos, às vezes, do chamado bócio, nódulo no pescoço.

Deficiência de estrogênios: ocorre com o avançar da idade. Seus níveis encontram-se extremamente baixos após a menopausa.

Excesso de cortisol: é o hormônio do estresse. Os afazeres do dia a dia, a ansiedade e o nervosismo geram o excesso do cortisol, resultando em vários problemas hormonais.

Antes de começar a falar de cada hormônio, eu gostaria de relatar a história de Arnaldo, paciente que montou um verdadeiro império comercial na Bahia. Tinha uma rotina muito estressante e trabalhava mais de 12 horas por dia, mesmo após os 70 anos de idade. Aos 72 anos, ficou viúvo, e sua vida começou a mudar. Arnaldo começou a ficar demasiadamente cansado, com raciocínio mais lento, instabilidade de humor e alterações no desejo sexual. Notou que o seu desempenho no trabalho começou a decair, juntamente com o faturamento da empresa. Nessa época, seus filhos preferiam que ele ficasse em casa. Toda vez que o pai vinha com uma nova ideia, essa gerava um fracasso nos números da empresa. Isso matava Arnaldo dia após dia. A empresa sempre foi a vida dele, e agora ele começava a notar que o seu império funcionava melhor sem ele. Seguiu a orientação dos filhos e se afastou.

Ele procurou um geriatra na cidade, que realizou uma consulta seguida de exames de laboratório. Arnaldo relatou todos os problemas ao médico geriatra. Para a surpresa de Arnaldo, o médico falou que ele estava envelhecendo e que era normal começar a apresentar esses sintomas. O conselho do médico foi para que ele aproveitasse a velhice. Arnaldo não aceitou esse conselho.

Atendi Arnaldo nesse mesmo ano e um exame me chamou a atenção: sua testosterona. Pelo valor de referência, os níveis desse hormônio seriam de 300 a 900. Os níveis dele estavam em 303. Muitos trabalhos científicos mostram que níveis de testosterona próximos ao limite superior da normalidade diminuem a chance de múltiplas doenças, como depressão, obesidade e diabetes, melhoram o perfil corporal, a libido e a qualidade de vida. Iniciamos a reposição da testosterona, e o resultado foi impressionante. Sua capacidade cognitiva e vitalidade melhoraram assustadoramente. Ele voltou a coordenar a sua empresa de maneira perfeita e teve disposição para voltar a praticar atividade física. Hoje Arnaldo tem 76 anos e casou-se com uma mulher de 32 anos. Ele tem muitos planos para o futuro no trabalho e na vida pessoal.

Testosterona é o principal hormônio sexual masculino, que regula várias funções, ao lado da produção de espermatozoides, como a fertilidade, a massa muscular, a distribuição de gordura e a produção de glóbulos vermelhos. As mulheres também podem sofrer com a deficiência de testosterona. A deficiência de testosterona nas mulheres, por exemplo, é comumente identificada por diminuição da libido, baixa intensidade do orgasmo e pele anormalmente seca.

A testosterona pertence a uma classe de hormônios masculinos chamados andrógenos ou esteroides anabolizantes. Nos homens, a testosterona é produzida principalmente nos testículos, com uma pequena quantidade produzida nas glândulas suprarrenais e controlada pelo hipotálamo e pela glândula pituitária do cérebro. Esse hormônio provoca as mudanças físicas da puberdade, transformando meninos em homens, ou seja, é responsável pelo desenvolvimento das características sexuais secundárias vistas em homens, como voz mais grave, pelos, altura, crescimento do pênis e dos testículos, além de contribuir para uma libido mais saudável e a manutenção dos níveis de energia do organismo. Durante toda a vida, os homens vão precisar de quantidades normais desse hormônio para produzir esperma e poder ter filhos.

Já nas mulheres, a testosterona é produzida pelos ovários e pelas glândulas suprarrenais, e a maioria da testosterona produzida no ovário é convertida no principal hormônio sexual feminino, o estradiol (falarei mais à frente sobre ele).

Da mesma forma como acontece com os homens, a testosterona também contribui para o desejo sexual, a densidade óssea e a força muscular nas mulheres. No entanto, quando uma mulher passa pela menopausa, geralmente depois dos 45 anos, seus níveis de estrogênio sofrem um enorme declínio, juntamente com os níveis de testosterona.

Tantos nos homens quanto nas mulheres, os níveis de testosterona mudam de hora para hora. Eles tendem a ser mais altos de manhã e mais baixos à noite. São mais altos entre os 20 e os 30 anos e vão diminuindo lentamente. O desequilíbrio desse hormônio pode provocar diversos problemas de saúde.

Baixa testosterona – Em cada fase da vida, a deficiência de testosterona vai provocar um problema diferente. Se ocorrer durante o desenvolvimento fetal, por exemplo, as características masculinas podem não se desenvolver completamente. Se for durante a puberdade, o crescimento pode diminuir; os pelos pubianos, o crescimento do pênis e dos testículos e o aprofundamento da voz não acontecem. Um menino com pouca testosterona também pode ter força e resistência inferiores à normal, e seus braços e pernas podem continuar a crescer fora de proporção com o resto do corpo.

Na fase adulta, quando um homem tem baixa testosterona ou está abaixo dos padrões de produção saudáveis ou, ainda, quando desenvolve algum tipo de hipogonadismo (trata-se do mau funcionamento das gônadas, que são os testículos nos homens e os ovários nas mulheres, também conhecido como distúrbio androgênico do envelhecimento masculino (DAEM), "baixa testosterona", "menopausa masculina", "andropausa" ou "baixo T"), ele pode experimentar efeitos, como redução do desejo sexual, disfunção erétil, baixa contagem de espermatozoides, infertilidade e tecido mamário aumentado ou inchado.

Mais à frente, com o avançar da idade (a partir dos 40, principalmente), os níveis de testosterona diminuem naturalmente cerca de 1% a cada ano para a maioria dos homens, provocando disfunção erétil (principalmente à noite), diminuição da libido, mudança de humor, fadiga, depressão e raiva, diminuição na massa muscular e força, cabelo corporal reduzido, alterações na pele, diminuição da massa óssea e da densidade mineral óssea e aumento da massa gorda abdominal.

E esse declínio masculino pode ser potencializado por fatores ambientais e de estilo de vida, levando a muitos problemas de saúde indesejados. Portanto, viver um estilo de vida saudável, com exercícios regulares e uma boa dieta, ajuda a manter os níveis normais de testosterona.

Alta testosterona – Agora vamos para o outro lado: o aumento demasiado de testosterona no organismo também pode causar problemas, dependendo da idade e do sexo. E detalhe: é mais improvável que homens adultos produzam muita testosterona do que sofram com a redução desse hormônio.

Nas crianças (independentemente do sexo), o excesso pode provocar surto de crescimento e puberdade precoce (antes dos nove anos de idade). Na fase adulta, nas mulheres, altos níveis de testosterona podem levar à calvície (na parte da frente do couro cabeludo), voz grave e irregularidades menstruais, assim como o crescimento e inchaço do clitóris, aumento da massa muscular, mudanças na forma do corpo, redução no tamanho da mama, pele oleosa, acne, crescimento de pelos faciais, ao redor do corpo, lábios e queixo.

Estudos recentes também ligaram altos níveis de testosterona no sangue em mulheres com a síndrome dos ovários policísticos. Os desequilíbrios da testosterona podem ser detectados com um exame de sangue e tratados adequadamente.

Além da disfunção sexual, o hipogonadismo de início tardio também tem sido associado a doença metabólica e doença cardiovascular. O grau de declínio dos níveis de testosterona varia entre os homens, mas um número crescente de homens já experimenta os efeitos dos níveis reduzidos desse hormônio. A expectativa de vida aumentou, e muitos homens agora vivem além dos 60 anos. Como resultado, um número maior de homens vê os efeitos da deficiência da testosterona relacionada à idade.

Os problemas associados a altos níveis de testosterona são infrequentes e raros em homens de meia-idade e idosos que não estão recebendo testosterona ou outros tratamentos com esteroides. Quando o nível de testosterona fica desequilibrado, geralmente fica muito baixo, em vez de muito elevado.

A reposição de testosterona pode ser feita, mas é preciso diagnosticar as causas do problema. Um tratamento errôneo pode gerar transtornos de saúde que englobam aumento dos seios, dificuldades ao urinar, acne, dificuldades respiratórias durante o sono, alterações de humor e agressão, piora da apneia do sono, retenção de líquidos, maior risco de coágulos sanguíneos, doenças cardiovasculares, problemas renais e hepáticos.

Por isso, antes de iniciar qualquer tipo de tratamento em relação aos níveis altos ou baixos de testosterona, é muito importante consultar um médico para determinar qual tratamento, se houver, é o ideal para você.

Para as pessoas que estão preocupadas com testosterona baixa ou alta, o médico pode realizar um exame de sangue para medir a quantidade do hormônio no sangue do paciente. Quando os médicos encontram o baixo T, eles podem prescrever a terapia com testosterona, na qual o paciente toma uma versão artificial do hormônio. Isso está disponível nas seguintes formas: um gel para ser aplicado nos braços, ombros ou coxas diariamente; um adesivo de pele colocado no corpo ou no escroto uma vez ao dia; uma solução aplicada na axila; injeções a cada uma a três semanas; um adesivo colocado nas gengivas duas vezes ao dia; ou implantes que duram de quatro meses a um ano.

Uma excelente associação à reposição hormonal é praticar exercícios físicos, que, além de estimular a liberação de testosterona, pode amplificar o crescimento muscular. Assim, o aumento nas concentrações de testosterona é relativo à intensidade e às várias formas de exercício. Em outras palavras, quanto mais você treinar, pelo menos com exercícios de resistência ou condicionamento metabólico, mais testosterona você ganha. Levar em consideração o tipo de exercício é importante. O exercício de agachamento é o que mais aumenta os níveis de testosterona. O sexo também é importante para impulsionar os níveis de testosterona.

Outro detalhe: o exercício físico pode melhorar ainda os níveis de testosterona de homens acima do peso (na maioria dos casos, estes apresentam baixa testosterona), justamente ajudando-os a perder peso. Embora sejam necessários mais pesquisas e estudos sobre o assunto, os homens mais velhos parecem ter menos estímulo pós-exercício na testosterona. Ainda assim, o exercício oferece muitos outros benefícios à saúde para homens mais velhos, incluindo saúde óssea e muscular e melhor equilíbrio.

O que eu venho falando há mais de 10 anos foi publicado no ano de 2017 pela Sociedade Brasileira de Urologia. Uma pergunta muito frequente no meu consultório sobre distúrbio androgênico do envelhecimento masculino

(DAEM) é: "Doutor, testosterona não aumenta a chance de câncer de próstata?" Respondo com bastante clareza: "Não!" Algumas evidências sugerem que indivíduos com níveis baixos de testosterona apresentam risco mais elevado para câncer de próstata ou doença potencialmente mais agressiva. Não existe evidência científica de que a reposição de testosterona aumente a incidência de câncer de próstata. Vou mais além: existem evidências científicas de uso da reposição hormonal em pacientes com câncer de próstata de baixo grau e grau intermediário para tratar deficiência de testosterona. Pasmem! Pacientes selecionados com câncer de próstata em vigilância ativa utilizando testosterona. As evidências mostraram que a reposição hormonal melhorou muito a qualidade de vida desses pacientes sem interferir na progressão do câncer de próstata. Em outras palavras, a evolução do câncer foi igual, independentemente do uso da testosterona ou não. Vamos aprofundar mais: pacientes com histórico de câncer de próstata e com deficiência de testosterona. O que fazer? Se o câncer ressecado foi de baixo risco ou no máximo de risco intermediário, a TRT (terapia de reposição de testosterona) pode ser indicada após avaliação médica. Ele conclui, de forma bem enfática, que as evidências científicas sugerem que, em homens com deficiência de testosterona com história de câncer de próstata, a TRT é um tratamento seguro e efetivo.

No câncer de próstata, ocorre aumento expressivo de uma enzima chamada PSA (antígeno prostático específico). Essa enzima destrói as barreiras estrututurais, permitindo a expansão e a saída de células do câncer de próstata para outros tecidos.

Existe uma classe de medicamentos utilizada para melhorar os sintomas urinários do aumento benigno da próstata. Esses medicamentos são a finasterida e a dutasterida. Eles agem inibindo uma enzima chamada 5-alfa redutase, que é responsável por converter a testosterona em di-hidrotestosterona (DHT). A DHT estimula a propagação de células da próstata. Descobertas recentes mostram que o uso desses medicamentos reduz o risco de câncer de próstata. O estudo chamado ensaio de prevenção do câncer de próstata analisou 18.000 integrantes por um período de 16 a 18 anos. A conclusão do estudo publicado em maio de 2018 foi que os homens que tomam finasterida tiveram redução de 21% a 29% do câncer de próstata. Segundo o autor do estudo, encontramos uma droga barata e eficaz como a finasterida que pode prevenir o câncer de próstata. É sabido que uma excelente opção para reduzir o risco de câncer é uma dieta saudável. Nesse ponto, é indicado diminuir o consumo de carne, laticínio, açúcar e alimentos feitos em alta temperatura (carne, peixe ou frango tostados). Seguir uma dieta mediterrânea rica em saladas, peixes de água profunda e azeite de oliva pode reduzir a incidência de câncer de próstata em até 48%. Em contrapartida, a típica dieta ocidental aumenta em 22% o risco de câncer de próstata.

Falei anteriormente sobre o poder de um medicamento chamado metformina. Ela também está associada à redução dos casos de câncer de próstata.

Existem alguns nutrientes associados à redução do câncer de próstata. Utilizo bastante em meu consultório, para os pacientes que são contra qualquer medicamento, licopeno, chá verde, silimarina, curcumina, vitamina D, extratos de vegetais crucíferos (brócolis e couve), ricos em uma substância anticâncer chamada indol-3-carbinol.

Os homens que consomem regularmente determinados alimentos têm menores taxas de câncer de próstata. Vou citar os alimentos amigos da próstata a seguir:

- Nozes.
- Sementes de linhaça.
- Suco de romã. Apresenta ácido elágico, luteolina e ácido púnico, que são substâncias que inibem o crescimento do câncer de próstata, angiogênese do tumor (vascularização) e metastases.
- Café. Um estudo de meta-análise envolvendo 455.123 participantes mostrou que beber quatro xícaras de café por dia está associado a menor risco de desenvolver câncer de próstata, especialmente o câncer fatal.
- Peixes de água profunda (atum, sardinha, arenque, salmão e cavala) são ricos em ômega-3. É sabido que níveis sanguíneos mais elevados de ômega-3 levam a menor risco de desenvolver câncer de próstata. O ômega-3 age inibindo uma enzima chamada delta-5-dessaturase, impedindo a formação do ômega-6 maligno, conhecido como ácido aracdônico.
- Tomates cozidos e molho de tomate. Grande estudo publicado em 2018 concluiu que o consumo dessas substâncias estava associado à redução do risco de câncer de próstata. O tomate é rico em licopeno, que é o pigmento carotenoide que dá a cor vermelha brilhante ao tomate e é conhecido por inibir o crescimento das células malignas da próstata. Níveis sanguíneos mais elevados de licopeno estão associados à redução do risco de câncer de próstata, e o grande consumo de licopeno foi associado à redução de 59% no risco de morte por câncer

de próstata agressivo. O licopeno é mais bem absorvido quando o tomate é consumido cozido. Associar azeite de oliva ao tomate cozido também melhora a absorção do licopeno.
- Vegetais crucíferos (brócolis, repolho, couve e couve-flor) têm vários compostos protetores do câncer como indol-3-carbinol, diindolilmetano e isotiocianatos.

Agora vou citar os inimigos da próstata

Alguns estudos associaram o consumo de ovos ao aumento da incidência de câncer de próstata. Um estudo mostrou que homens que consumiram 2,5 ou mais ovos por semana tiveram aumento de 81% no risco do câncer de próstata letal em comparação com aqueles que consumiram menos de meio ovo por semana. A provável explicação seria o fato de a gema do ovo ser rica em ácido aracdônico, que é um ômega-6 inflamatório. Como falei anteriormente, deve existir equilíbrio na ingestão de ômega-3 e ômega-6, nunca ômega-6 em excesso. A proporção ideal seria de 3 ômega-6 para cada 1 ômega-3. A dieta ocidental típica pode chegar a uma relação de 40 para 1.

Consumir leite desnatado e queijo aumenta a incidência de câncer de próstata em 6 e 9% respectivamente.

Um estudo mostrou que o consumo de leite desnatado ou com baixo teor de gordura estava associado ao aumento do risco de câncer de próstata fatal. Em homens com câncer de próstata, o consumo de leite integral aumentou em 117% o risco de progressão para doença fatal. Em outro estudo com homens com câncer de próstata não metastático, o consumo semanal de mais de quatro porções de leite com alto teor de gordura levou a um risco de desfecho desfavorável 73% maior.

Carne processada e cozida demais gera substâncias cancerígenas. Estão incluídas nesse quesito as carnes vermelhas e brancas, como as de aves ou peixes cozidas demais ou fritas.

O corpo tem barreiras protetoras que ajudam a prevenir o surgimento de desenvolvimento do câncer. Comer os alimentos errados fornece combustível para que as células malignas da próstata evitem as barreiras anticâncer naturais do corpo, permitindo, assim, que essas células se multipliquem e se espalhem.

Estradiol – É o principal hormônio sexual feminino, mas também está presente no corpo masculino. Na mulher, é responsável pelo crescimento dos seios, alongamento das trompas, curvas femininas etc. O estradiol regula o ciclo menstrual e é essencial para o desenvolvimento e a reprodução.

No momento que a mulher engravida, o corpo dela passa por inúmeras alterações hormonais. Hormônios que antes não eram produzidos passam a ser, com o objetivo de oferecer as condições favoráveis para desenvolvimento do bebê no útero. Algumas outras substâncias que já eram produzidas antes da gestação passam a existir em maior quantidade no corpo. Dentre os hormônios que são importantes para conseguir engravidar, o estradiol é um dos principais.

Além do mais, se o estradiol estiver muito baixo e a mulher não estiver na idade de menopausa, pode acontecer a menopausa precoce, a ovulação pode parar, a mulher pode sentir dor durante o ato sexual e ter perda do desejo sexual. Nas adolescentes, a baixa no estradiol pode atrasar a puberdade, o que faz com que algumas garotas demorem mais para iniciar a menstruação e desenvolver o corpo de mulher, como seios, pelos pubianos etc.

No homem, o efeito do estradiol (e estrógenos) sobre a reprodução masculina é complexo: é responsável por manter a libido e a função sexual, afeta a densidade de massa óssea, a fertilidade, o metabolismo lipídico (é o processo no qual ácidos graxos são digeridos, quebrados por energia ou armazenados no corpo humano para uso posterior de energia) e até o crescimento dos cabelos na cabeça.

Progesterona – Na mulher, a principal função da progesterona é preparar a membrana mucosa do útero para receber o óvulo. Além disso, estimula o preparo das mamas para a produção de leite. A deficiência de progesterona provoca ciclos menstruais irregulares e dificuldade em se manter uma gravidez.

Prolactina – Falamos em produção de leite, então vamos falar sobre esse que é o hormônio do leite humano, responsável por estimular as glândulas mamárias para dar início à lactação. Quando está presente no sangue em alta dosagem, pode trazer várias consequências à saúde da mulher, como o bloqueio da menstruação (amenorreia), causando infertilidade. Valores elevados de prolactina, tanto nos homens quanto nas mulheres, ocasionam baixa da libido.

Esse excesso pode ser produzido como efeito colateral de algumas medicações ou pelo excesso de estímulo às mamas no ato sexual, estresse ou hipotireoidismo. Como ele é produzido pela glândula hipófise, há vários estímulos que podem provocar a produção de prolactina, e cabe ao médico identificar a causa, para apontar o tratamento correto.

A solução para qualquer desequilíbrio hormonal pode ser a reposição. Claro, lembre-se das regrinhas que passei lá atrás de evitar sedentarismo, alimentação saudável etc. No entanto, se você já tem um desequilíbro, mantenha tudo o que falei para fazer, mas procure um médico, que vai identificar quais hormônios estão faltando ou sobrando e indicar o melhor tratamento.

Pregnenolona – Esse hormônio é produzido em vários órgãos, como a glândula suprarrenal, o fígado, a pele, os testículos e os ovários. É o grande responsável pela velocidade de conexão entre os neurônios. Por isso é chamado de hormônio da memória. Ele é formado a partir do colesterol. É importante lembrar que os pacientes que usam os medicamentos para baixar o colesterol, as famosas estatinas, apresentam queda dos níveis de pregnenolona. Ah! Por isso os usuários desses medicamentos apresentam dificuldades de memória? Exato! A pregnenolona é conhecida como a mãe dos hormônios, pois é responsável pela formação de todos os outros hormônios, como mostra a figura abaixo:

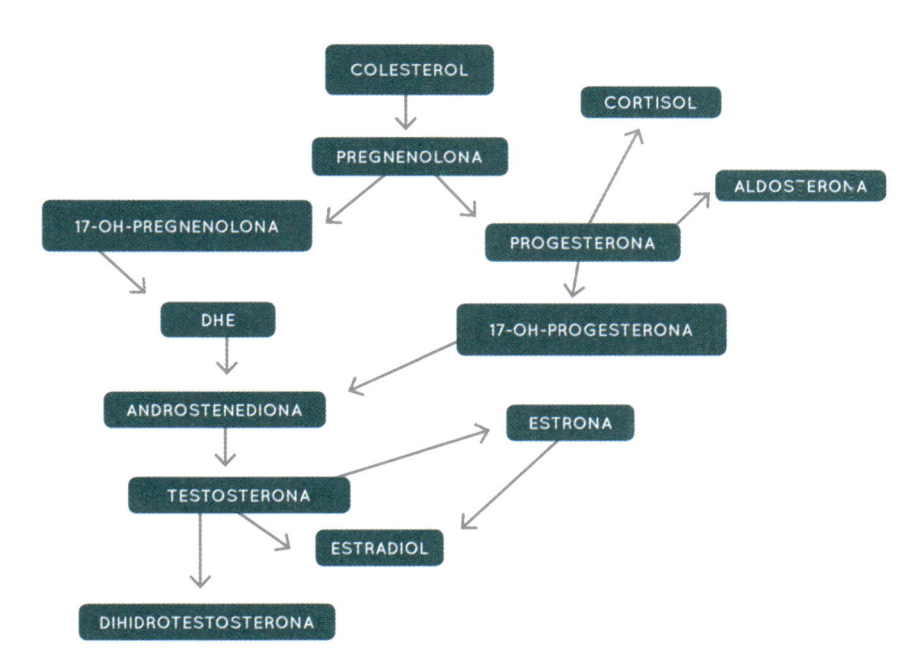

```
COLESTEROL
    ↓
PREGNENOLONA  →  PROGESTERONA  →  CORTISOL
    ↓                ↓         →  ALDOSTERONA
17-OH-PREGNENOLONA  17-OH-PROGESTERONA
    ↓
   DHE
    ↓
ANDROSTENEDIONA  →  ESTRONA
    ↓
TESTOSTERONA  →  ESTRADIOL
    ↓
DIHIDROTESTOSTERONA
```

Pesquisas da Universidade de Harvard (EUA) demonstraram que a produção de pregnenolona tem seu maior pico (17,5 mg/dia) por volta dos 20 anos e começa a cair bastante a partir dos 30 anos. Quando você chega aos 60 anos de idade, a pregnenolona já diminuiu 7 vezes (2,5 mg/dia) comparado com a época em que você tinha 20 anos.

Doutor, ouvi falar sobre o DHEA. Que é isso?

O DHEA é uma abreviação para deidroepiandrosterona. É o hormônio mais abundante no corpo aos 20 anos de idade. A partir dos 30 anos, ele começa a diminuir. O DHEA é um hormônio anabólico. Está relacionado a todas as ações de construção, como aumento de massa muscular e regeneração celular. À medida que o DHEA cai, o cortisol sobe. É sabido que o cortisol é um hormônio catabólico, ou seja, leva à destruição da massa magra e ao envelhecimento celular.

O DHEA é produzido pelas glândulas suprarrenais, localizadas na parte superior dos rins. Por isso o nome de suprarrenais. Funciona assim: essas glândulas produzem o DHEA, que é metabolizado pelo organismo e transformado num outro hormônio, a androstenediona. E esta é a base para a produção da testosterona ou do estrogênio. Esse hormônio DHEA é muito importante, por ter a capacidade de influenciar células e tecidos do corpo inteiro. Fatores ambientais modificam a produção dele. Consumo de carboidratos de alto índice glicêmico diminui sua produção. O consumo de proteínas e de boas gorduras aumenta sua produção. Ele já foi chamado de hormônio da longevidade, em razão de seus níveis mais altos estarem associados a melhor disposição, vitalidade, libido.

Esse hormônio vem sendo estudado há decadas como opção para combater estresse, fadiga, artrite, depressão, sintomas da menopausa e síndrome pré-menstrual (TPM) ou como redutor do envelhecimento. É também usado para combater doenças da pele, incluindo psoríase e esclerodermia, fibrose cística da mama, lúpus e esclerose múltipla.

Nosso corpo funciona assim: nos primeiros cinco anos de vida, as adrenais produzem pequena quantidade de DHEA. Por volta dos 6 ou 7 anos, há elevação dos níveis deste hormônio. Aos 20 anos, é o hormônio mais abundante no sangue em circulação no corpo humano. Entre os 30 e os 40 anos, começa a cair. Aos 40 anos, o organismo produz metade da DHEA que produzia aos 20. Quando a gente chega aos 70 anos, o corpo só produz 25% (ou menos) da quantidade que tinha aos 20 e, aos 80, menos de 5%.

Esse é o processo de envelhecimento, entende? A gente vai perdendo a capacidade de produzir os hormônios, o que irá levar à aceleração do processo de oxidação dos tecidos, com consequente envelhecimento. E todo esse processo tem comprovação científica. Por exemplo: um estudo feito pela dra. Elizabeth Barrett-Connor, professora e chefe do departamento de medicina preventiva da Universidade da Califórnia (EUA), mostrou que, quanto maior o nível de DHEA no corpo, menor o risco de morte. Ela monitorou o DHEA em 242 homens de 50 a 79 anos, durante 12 anos. E descobriu que, entre os que sobreviveram, o nível de DHEA era três vezes maior do que entre os que morreram.

Cortisol – Ajuda o organismo a controlar o estresse, reduzir inflamações, melhorar a imunidade, controlar os níveis de açúcar no sangue e da pressão arterial etc. Os níveis de cortisol no sangue variam durante o dia porque estão relacionados com a atividade diária e a serotonina, que é responsável pela sensação de prazer e de bem-estar. Assim, o nível de cortisol geralmente é maior de manhã, ao acordar, e vai diminuindo ao longo do dia. E aqui uma curiosidade: em pessoas que trabalham à noite, os níveis se invertem.

Pois bem, muito cortisol alto no sangue pode originar sintomas como perda de massa muscular, aumento de peso ou diminuição de testosterona, lapsos de memória, aumento da sede e da frequência em urinar, diminuição do apetite sexual, menstruação irregular, insônia etc. Já o cortisol baixo pode originar sintomas de depressão, cansaço ou fraqueza, desejo repentino de comer doces, por exemplo.

Hormônio tireoidiano – Nós temos na frente do pescoço uma glândula com formato que lembra uma borboleta e que se chama tireoide. A função dela é produzir dois hormônios que regulam o metabolismo do corpo: a tiroxina (ou T4) e tri-iodotironina (ou T3). E, para produzir esses hormônios, a gente precisa de iodo. A tireoide o usa para fabricar seus hormônios e, como o iodo não é produzido pelo organismo, a gente precisa colocar isso na alimentação (por isso, o sal de cozinha, por exemplo, recebe acréscimo de iodo durante sua industrialização). Esses dois hormônios tireoidianos são vitais ao longo da vida. Na infância, promovem o crescimento e a maturação do sistema nervoso central. Na fase adulta, são responsáveis por regular o metabolismo de todos os órgãos e sistemas – por exemplo, controlam a frequência cardíaca, a pressão arterial, o metabolismo, as concentrações de colesterol e até a transpiração.

Além disso, eles intervêm na síntese de glicogênio e no uso da glicose, nos processos de contração muscular, no trânsito intestinal e na fertilidade. Também mantêm a temperatura corporal, o trato gastrointestinal, a memória, o metabolismo energético e a digestão.

Encontro com grande frequência mulheres em meu consultório com cabelos quebradiços e unhas frágeis. Esses são sinais geralmente encontrados em indivíduos com alteração da função tireoidiana.

Por fim, os dois hormônios da tireoide atuam na síntese e degradação das gorduras e influem no peso corporal: no hipotireoidismo, você geralmente engorda (entre outros problemas) e, no hipertireoidismo, você geralmente emagrece.

GH – É o hormônio de crescimento produzido pela hipófise. Ele é responsável pelo crescimento, tanto ósseo quanto de todos os órgãos. O nível de GH na fase de crescimento até a fase adulta é o que determina, por exemplo a estatura das pessoas. Mas ele não para por aí. Nosso corpo produz GH durante toda a vida. Embora cada vez em menor quantidade, ele estimula o sistema imune, participa do metabolismo da glicose, promove a queima de gordura e o aumento da massa muscular, e por aí vai.

Uma observação interessante: O GH é produzido durante o sono profundo. Por isso, durma corretamente e respeite seus horários.

Melatonina – Entre as funções básicas desse hormônio está a indução ao sono. À noite, quando está escuro, a produção de melatonina aumenta, induzindo o cérebro a sentir sono. Durante o dia, quando está claro, a secreção de melatonina reduz-se, fazendo com que fiquemos mais despertos. A simples exposição à luz durante a noite ou ao escuro durante o dia pode alterar o ritmo de produção da melatonina.

A glândula pineal começa a produzir a melatonina a partir do 4º mês de vida, coincidindo que é quando a criança começa a dormir melhor à noite, e atinge um pico entre as idades de 1 e 3 anos. A partir de então, a produção desce ligeiramente, estabilizando-se num patamar que persiste durante toda a vida adulta. Conforme envelhecemos, a secreção noturna de melatonina começa a sofrer declínio. Uma pessoa de 70 anos apresenta níveis noturnos de hormônio do sono cerca de 75% mais baixos que durante sua juventude. Esta queda costuma ocorrer por causa da calcificação progressiva da glândula pineal, que vai tornando-se cada vez menos capaz de secretar o hormônio.

As Pausas

Eu falei até aqui sobre vários hormônios (nem todos, pois são muitos; apenas os mais importantes). Agora quero que você entenda como eles funcionam em conjunto e quais os resultados da redução deles ao longo da vida, as chamadas pausas

Menopausa – É a mais famosa. Começa a partir dos 40, 50 anos (varia de pessoa para pessoa), quando acontece uma interrupção abrupta dos hormônios sexuais femininos, o estradiol e a progesterona. Sem esses hormônios (ou com pouco), a mulher começa a sentir ondas de calor, diminuição da concentração e da memória, dores nas juntas, ressecamento vaginal (secura), suores noturnos, insônia, diminuição no desejo sexual, perda de massa óssea (osteoporose), alterações na distribuição da gordura corporal (começa a engordar e vai do formato violão para o formato barril), depressão, além de encerrar os ciclos menstruais e ovulatórios.

Andropausa – Ocorre nos Homens. É a mesma coisa que a menopausa nas mulheres, ou seja, é uma redução (cada caso é um caso) gradual dos hormônios sexuais masculinos. Vai provocar: falta de energia, cansaço excessivo, sentimentos de tristeza frequentes (depressão), diminuição do desejo sexual, da capacidade de ereção (por exemplo: ausência de ereções espontâneas pela manhã), diminuição de pelos no corpo, perda da massa muscular, aumento de gordura, principalmente abdominal, dificuldade de concentração e problemas de memória, maior propensão às doenças cardiovasculares etc. Pode começar mais cedo que nas mulheres: a partir dos 35 anos, ou até antes, em homens estressados.

Melatopausa – Pouco falada, é a pausa que acomete o sono. Trata-se da diminuição da secreção da melatonina, o hormônio do bom sono. Por essa razão, as noites ficam mal dormidas ou não ocorre o sono profundo e restaurador (vou falar sobre o sono mais à frente).

Eletropausa – É a perda da memória que ocorre em razão da deficiência da pregnenolona. Habitualmente, quando há esta pausa, já não nos lembramos mais dos sonhos. Vamos ficando esquecidos sem perceber. Para você saber se apresenta esta pausa, observe se está se lembrando dos seus sonhos.

Adrenopausa – É a deficiência da glândula suprarrenal, que diminui a secreção do DHEA e do cortisol. Uma causa dessa alteração é o estresse descompensado. O cortisol inicialmente fica muito alto no período de estresse e depois cai a níveis muito baixos, podendo causar fadiga crônica. O DHEA fica cada vez mais baixo e provoca acúmulo de gordura abdominal, envelhecimento precoce e deficiência secundária nos hormônios sexuais. Como sintoma principal, temos uma grande queda da energia do corpo, e posteriormente uma indisposição constante.

Tireopausa – É a queda na produção dos hormônios da tireoide. A pessoa fica menos ativa, com baixa tolerância ao frio, unhas e cabelos frágeis, ganho de peso, dificuldade de concentração, entre outros problemas.

Somatopausa – É a diminuição gradual do GH, o hormônio do crescimento. É uma alteração fisiológica que, no homem, costuma ocorrer por volta dos 40 anos e, na mulher, em torno dos 30 anos e provoca perda da massa muscular, baixa no sistema imunológico etc. Parece que é natural que ele diminua após nosso crescimento, mas hoje sabemos de várias outras funções desse hormônio. Inclusive, é importante na regeneração do nosso DNA. Se ele fosse importante apenas para o nosso crescimento, a gente pararia de produzi-lo quando findado nosso processo de crescimento, mas não. Mesmo nos velhinhos ocorre a produção. Costumo dizer que o GH é hormônio de crescimento até a idade de 16-18 anos. Depois disso, ele passa a ser hormônio de transformação. Ele será responsável por reparo nas células, como o colágeno, mantendo uma pele sempre mais jovem. Outra função do GH é diminuir a gordura, principalmente abdominal, e manter uma massa magra saudável.

Referências

AUNE, D.; DE STEFANI, E.; RONCO, A.L. et al. Egg consumption and the risk of cancer: a multisite case-control study in Uruguay. **Asian Pac J Cancer Prev**. 2009;10(5):869-76.

WILSON, K.M.; MUCCI, L.A.; DRAKE, B.F. et al. Meat, fish, poultry, and egg intake at diagnosis and risk of prostate cancer progression. **Cancer Prev Res** (Phila). 2016 Dec;9(12):933-41.

AUNE, D.; NAVARRO ROSENBLATT, D.A.; CHAN, D.S. et al. Dairy products, calcium, and prostate cancer risk: a systematic review and meta-analysis of cohort studies. **Am J Clin Nutr.** 2015 Jan;101(1):87-117.

HOMPSON, I.M.; GOODMAN, P.J.; TANGEN, C.M. et al. The influence of finasteride on the development of prostate cancer. **N Engl J Med.** 2003Jul 17;349(3):215-24.

UNGER, J.M.; HERSHMAN, D.L.; TILL, C. et al. Using medicare claims to examine long-term prostate cancer risk of finasteride in the prostate cancer prevention trial. **J Natl Cancer Inst**. 2018Mar 9.

LU, Y.; ZHAI, L.; ZENG, J. et al. Coffee consumption and prostate cancer risk: an updated meta-analysis. **Cancer Causes Control**. 2014 May;25(5):591-604.

RICHMAN, E.L.; KENFIELD, S.A.; STAMPFER, M.J. et al. Egg, red meat, and poultry intake and risk of lethal prostate cancer in the prostate-specific antigen-era: incidence and survival. **Cancer Prev Res** (Phila). 2011 Dec;4(12):2110-21.

SONG, Y.; CHAVARRO, J.E.; CAO, Y. et al. Whole milk intake is associated with prostate cancer-specific mortality among U.S. male physicians. **J Nutr.** 2013 Feb;143(2):189-96

TAT, D.; KENFIELD, S.A.; COWAN, J.E. et al. Milk and other dairy foods in relation to prostate cancer recurrence: Data from the cancer of the prostate strategic urologic research endeavor (CaPSURE). **Prostate**. 2018 Jan;78(1):32-9.

DOWNER, M,K.; BATISTA, J.L.; MUCCI, L.A. et al. Dairy intake in relation to prostate cancer survival. **Int J Cancer**. 2017 May 1;140(9):2060-9.

STECK, S.E.; OMOFUMA, O.O.; SU, L.J. et al. Calcium, magnesium, and whole-milk intakes and high-aggressive prostate cancer in the North Carolina-Louisiana Prostate Cancer Project (PCaP). **Am J Clin**

Nutr. 2018 May 1;107(5):799-807.

JOSHI, A.D.; CORRAL, R.; CATSBURG, C. et al. Red meat and poultry, cooking practices, genetic susceptibility and risk of prostate cancer: results from a multiethnic case-control study. **Carcinogenesis.** 2012 Nov;33(11):2108-18.

PHELPS, Kerryn; HASSED, Craig. **Sleep disorders: general practice: the integrative approach** Series. https://www.elsevier.com. 2012. Disponível em: <https://www.elsevier.com/books/sleep-disorders/phelps/978-0-7295-8201-8>. Acesso em: 27 jul. 2018.

LARA, Lúcia Alves da Silva. **Abordagem das disfunções sexuais femininas.** http://www.producao.usp.br. São Paulo, 2008. Disponível em: <Abordagem das disfunções sexuais femininas,'handle/BDPI/7682>. Acesso em: 27 jul. 2018.

CALLEGARI, Jeanne. Melatonina: tudo sobre o hormônio do sono: A começar pela melhora das noites dormidas, saiba para que serve essa substância cada vez mais estudada e quais suas indicações. **https://saude.abril.com.br/.** Disponível em: <https://saude.abril.com.br/bem-estar/melatonina-tudo-sobre-o-hormonio-do-sono/>. Acesso em: 27 jul. 2018.

ANATOMIA humana – Corpo humano. **http://www.anatomiadocorpo.com/.** Disponível em: <http://www.anatomiadocorpo.com/>. Acesso em: 27 jul. 2018.

A SÍNDROME DE CUSHING: O córtex adrenal deriva das células mesenquimais. **http://www.misodor.com.** Disponível em:<http://www.misodor.com/PATOLOGIA%20SUPRARENAL.php>. Acesso em: 27 jul. 2018.

SKERRET, P.J.. DHEA: Ignore o furor. **http://quackwatch.haaan.com.** 1998. Disponível em: <http://quackwatch.haaan.com/dhea.html>. Acesso em: 27 jul. 2018.

ADRENAIS. **https://www.sobiologia.com.br.** 2008. Disponível em:<https://www.sobiologia.com.br/conteudos/FisiologiaAnimal/hormonio5.php>. Acesso em: 27 jul. 2018.

Associação Brasileira para o Estudo da Obesidade e da Síndrome Metabólica. Diretrizes Brasileiras da O B E S I D A D E. **www.obeso.org.br**. São Paulo, 2009. Disponível em: <http://www.abeso.org.br/pdf/diretrizes_brasileiras_obesidade_2009_2010_1.pdf>. Acesso em: 27 jul. 2018.

A SÍNDROME DE CUSHING: O córtex adrenal deriva das células mesenquimais. **http://www.misodor.com.** Disponível em:<http://www.misodor.com/PATOLOGIA%20SUPRARENAL.php>. Acesso em: 27 jul. 2018.

ADRENAIS. **https://www.sobiologia.com.br.** 2008. Disponível em:<https://www.sobiologia.com.br/conteudos/FisiologiaAnimal/hormonio5.php>. Acesso em: 27 jul. 2018.

ALIMENTOS que causam e que combatem inflamações. **http://www.tudoporemail.com.br.** Disponível em:<http://www.tudoporemail.com.br/content.aspx?emailid=6590>. Acesso em: 27 jul. 2018.

AMBULATÓRIO DE MENOPAUSA, Disciplina de Endocrinologia, Universidade Federal de São Paulo, Escola Paulista de Medicina (Unifesp/Epm). Departamento de Endocrinologia Feminina e Andrologia, Sociedade Brasileira de Endocrinologia e Metabologia (Sbem). Disciplina de Endocrinologia, Departamento de Medicina, Unifesp/Epm. Terapia de reposição hormonal na menopausa. **http://www.scielo.br**. 2013. Disponível em: <http://www.scielo.br/pdf/abem/v58n2/0004-2730-abem-58-2-0172.pdf>. Acesso em: 27 jul. 2018.

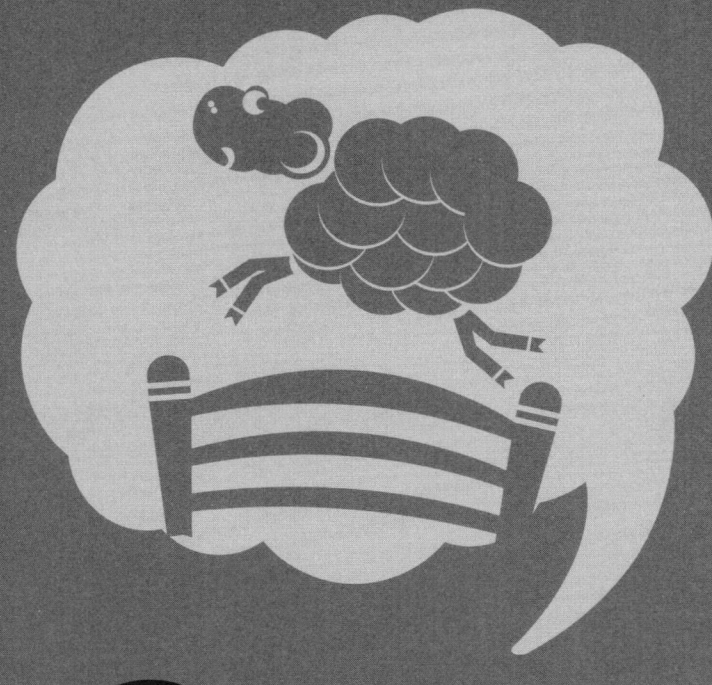

O poder do sono

Pense em suas atividades diárias. Qual atividade é tão importante que você deve dedicar um terço do seu tempo para realizá-la? Provavelmente, a primeira coisa que vem à sua mente é o seu trabalho, certo? Ou sua família ou atividades de lazer. Mas há algo mais para qual você deve reservar um terço do seu tempo: seu sono. É muito normal, por causa do cotidiano corrido e estressante, que as pessoas reduzam o tempo de sono, pensando não ser um problema, porque há outras atividades mais urgentes e importantes. O que não se imagina é que seu cérebro trabalha duro, tanto quanto você, para aprender, criar memórias e novas ideias. E isso acontece, principalmente, durante o sono. Além do fato de que a privação do sono atrapalha sua concentração, reduz sua capacidade de aprender e afeta diretamente seu humor. E não é só isso. . .

Desencadeia ganho de peso

Durante o sono, nosso organismo produz leptina, já citada, que controla a sensação de saciedade ao longo do dia. Pessoas que dormem pouco, portanto, produzem menos quantidade desse hormônio. Segundo um estudo feito na Universidade de Chicago, pessoas que dormem de seis a oito horas por noite queimam mais gorduras do que aquelas que dormem pouco ou têm o sono fragmentado. A pesquisa afirma que a falta de sono reduz em 55% a queima de gordura.

Impede a conservação da memória

Durante a noite, o cérebro faz uma varredura entre as informações acumuladas, guardando aquilo que considera primordial, descartando o supérfluo e fixando lições que aprendemos ao longo do dia. Por esse motivo, quem dorme mal costuma sofrer para se lembrar de eventos simples, como episódios do dia anterior ou nomes de pessoas próximas.

Baixa nossa imunidade

Também durante o sono, vários processos acontecem em nosso organismo, dentre eles a criação de anticorpos. Dormir pouco reduz a função imune e o número de células de defesa, responsáveis por combater corpos estranhos em nosso organismo.

Desacelera o metabolismo

As mudanças no ciclo do sono podem atrapalhar a síntese dos hormônios de crescimento e do cortisol, já que ambos são produzidos enquanto dormimos. Quando dormimos profundamente e sem interrupções, nosso corpo começa a produzir o hormônio GH, responsável pelo nosso crescimento, e que começa a ser sintetizado só 30 minutos depois de começarmos a dormir. O hormônio do crescimento tem como funções ajudar a manter o tônus muscular, evitar o acúmulo de gorduras, melhorar o desempenho físico e combater a osteoporose.

Leva ao envelhecimento precoce

Durante o sono, produzimos hormônios "rejuvenescedores", como a melatonina e o hormônio do crescimento. Os maiores resultados disso são uma pele sem viço e com olheiras. O estresse provocado pela falta de sono também favorece o aparecimento de rugas.

Interfere na produção de insulina

Pessoas diagnosticadas com diabetes que têm sono insuficiente desenvolvem maior resistência insulínica, o que torna mais difícil o controle da doença. É durante o sono que o corpo estabiliza os índices glicêmicos; por isso, quem não tem sono de qualidade sofre com o descontrole do nível de glicose, podendo potencializar a resistência à insulina, que é a etapa inicial do diabetes tipo 2.

Desregula a pressão arterial

A dificuldade em descansar durante a noite é equivalente a um estado de estresse, aumentando a atividade da adrenalina no corpo. Uma noite mal dormida deixa o organismo em estado de alerta, aumentando a pressão sanguínea durante a noite. Com o tempo, essa alteração na pressão sanguínea se torna permanente, favorecendo o surgimento da doença chamada hipertensão arterial.

Precisa mais? Acho que não, né?!

O sono foi considerado por muito tempo apenas um período em que o cérebro e o corpo estavam desligados. Graças a muitas pesquisas, sabe-se agora que o sono não só é vital para nossa saúde, como tem fases distintas, totalizando 5:

1 — No comecinho, quando você está entre estar dormindo e acordado — Sono leve. Dura uns 5% do período da noite. Nessa fase, as ondas cerebrais desaceleram, e a atividade muscular do corpo despenca, o que pode gerar espasmos e sensação de queda. Aumenta a liberação da melatonina, o hormônio do sono, o que acontece quando começa a escurecer e o nosso corpo entende que chegou a noite.

2 — Dura cerca de 50% do período. Você já não está mais em estado de alerta, a temperatura do corpo diminui, as ondas cerebrais ficam tão lentas quanto as de quem pratica meditação, a temperatura do corpo e a pressão sanguínea diminuem.

3 e 4 — (ou estágio delta). Abrangem cerca de 25% da noite e acontece quando ocorre o sono mais reparador. Ocorre redução da pressão arterial e da respiração, os músculos relaxam, há a produção de hormônios e a energia é reposta. É a fase mais difícil de acordar e, quando alguém o acorda nessa fase, você fica desorientado por alguns segundos. Nessa fase, podem acontecer episódios de terror noturno, sonambulismo e ronco. Os músculos esqueléticos apresentam relaxamento completo. Apenas os músculos dos olhos e de sua respiração (incluindo o coração) ainda funcionam da mesma forma.

5 — O REM (sigla de movimento rápido dos olhos ou, em inglês, *rapid eye movement*) é a fase mais profunda do sono, mas aqui acontece uma inversão: a atividade cerebral aumenta, assim como a respiração e a pressão sanguínea, por isso os solhos se movimentam rapidamente. É nessa fase que acontecem os sonhos mais estranhos, dos quais se lembra no dia seguinte (isso, como vimos, se não estiver com deficiência da pregnenolona). Esse estágio abrange 20% do nosso período de sono.

Em linhas gerais, as primeiras duas fases são mais introdutórias, digamos assim, e as duas seguintes são as mais importantes, a 3 e 4 descansa o corpo e a 5, o cérebro.

O quanto é necessário dormir diariamente – como tudo, aliás – varia de pessoa para pessoa e também depende da idade:

Crianças precisam de 14 a 16 horas por dia.

Adolescentes precisam de 9 horas de sono por noite (e o sono é muito importante nessa fase da vida, pois é durante o sono que ocorre a liberação do hormônio do crescimento, então deixe as crianças dormirem, por favor). Os adultos geralmente precisam de 7 a 8 horas de sono. Claro que algumas pessoas se satisfazem com seis ou menos horas e há quem precise dormir dez ou mais horas por dia para se sentirem bem. As gestantes, principalmente no primeiro trimestre, e às vezes durante toda a gestação, têm mais necessidade de sono. E nos idosos o sono se torna fragmentado e com elevado número de despertares. E aí ocorre aquela sonolência durante o dia, com a necessidade de realizar cochilos diurnos compensatórios.

Não há dúvida de que o uso da melatonina é eficaz para ajudar tanto pessoas saudáveis quanto pessoas com patologias a adormecerem. Ela é uma excelente estratégia para diminuir ou até mesmo retirar os medicamentos controlados para o sono, os famosos tarja preta.

A ansiedade é uma causa comum de insônia, e esta pode levar a mais ansiedade. A *ashwagandha* (*Withania somnifera*), uma erva medicinal de uso difundido e de longa data nos sistemas médicos antigos, pode desempenhar um papel importante na quebra desse círculo vicioso. *Ashwagandha* é um composto que induz o equilíbrio fisiológico no corpo e reduz os impactos do estresse. A *ashwagandha* pertence à classe dos adaptógenos, que são substâncias que auxiliam no combate ao estresse. Uma das principais razões pelas quais a *ashwagandha* tem um impacto tão poderoso no estresse é porque ela ativa os receptores das células nervosas para o neurotransmissor calmante gaba. Seus usos incluíram alvos como câncer, infecção, melhora do sistema imunológico e distúrbios neurodegenerativos.

Alguns fatores que contribuem para uma boa noite de sono são ambiente escuro, queda de temperatura do corpo e secreção da melatonina, hormônio que induz o sono. Mas existem também alguns alimentos que podem ajudar a pegar no sono, como o chá de camomila, o suco de maracujá e os alimentos ricos em triptofano, como peixes, peru, ovos, nozes, castanhas, leguminosas (feijão azuki, lentilha, soja), semente de abóbora, linhaça, aveia, arroz integral, chocolate amargo. Para quem tem dificuldades para dormir, é importante evitar café, exercícios físicos, computador e muita luz antes de se deitar. O problema é ainda mais complicado para quem trabalha na madrugada, pois, além de não conseguir manter uma rotina de sono, também tem dificuldades para seguir uma dieta saudável. Quem come durante a madrugada deixa de ter horários normais para as refeições, os hábitos mudam e a alimentação fica desregrada. Além disso, o metabolismo é mais lento na madrugada, e isso dificulta a queima de calorias. O padrão de sono desordenado também faz com que a pessoa coma mais durante o dia, o que favorece o aumento de peso. Para quem troca a noite pelo dia, o ideal é evitar alimentos gordurosos, não beliscar e não dormir logo que chegar em casa pela manhã. Essa rotina vai ajudar a manter a alimentação próxima do normal e, nos dias de folga, é importante que a dieta continue com a ordem da semana – por exemplo, café da manhã, almoço e jantar.

Ah... E cuidado com a atividade física à noite. Ela prejudica o sono. Nada de bebida alcoólica (o álcool só piora o sono), café, chá-mate e outras bebidas com cafeína. Você tem de pensar que o sono é mais do que apenas um tempo para seu corpo e sua mente descansarem.

Após passado todo o conhecimento, faço uma pergunta: Dormir muito é sinônimo de dormir bem? Claro que não! A maioria das pessoas tem problemas com relação à qualidade do sono. Perguntas básicas que eu faço no consultório: 1 Você dorme de imediato? 2. Você desperta muito à noite? 3. (a pergunta mais importante) Você acorda bem disposto? O cansaço diário está geralmente relacionado a problemas com o sono, e recorrer a bebidas energéticas durante o dia (como o café) pode piorar o quadro.

Agora vou dar 5 dicas para uma adequada higiene do sono:
- À noite, desacelere.
- Evite o consumo de bebidas estimulantes.
- Use e abuse dos chás como de valeriana, cidreira ou camomila.
- Durma longe de dispositivos eletrônicos, como o celular.
- Durma em ambiente com escuridão completa. Até aquela pequena luz vermelha da TV desligada pode interferir na produção do seu hormônio do sono (melatonina).

ENTÃO, CHEGA DE LER POR HOJE E VÁ DORMIR.
Boa noite.

Referências deste capítulo

YURCHESHEN, M.; SEEHUUS, M.; PIGEON, W. Updates on nutraceutical sleep therapeutics and investigational research. **Evid Based Complement Alternat Med**. 2015;2015:105256.

OLIVER, S.J.; COSTA, R.J.; LAING, S.J. et al. One night of sleep deprivation decreases treadmill endurance performance. **Eur J Appl Physiol**. 2009;107(2):155-61.

SPIVEY, A. Lose sleep, gain weight: another piece of the obesity puzzle. **Environ Health Perspect**. 2010;118(1):A28-33.

SUNDELIN, T.; LEKANDER, M.; KECKLUND, G. et al. Cues of fatigue: effects of sleep deprivation on facial appearance. **Sleep**. 2013;36(9):1355-60.

BOLAND, E.M,.; ROSS, R.J. Recent advances in the study of sleep in the anxiety disorders, obsessive-compulsive disorder, and posttraumatic stress disorder. **Psychiatr Clin North Am**. 2015;38(4):761-76.

SANFORD, L.D.; SUCHECKI, D.; MEERLO, P. Stress, arousal, and sleep. **Curr Top Behav Neurosci**. 2015;25:379-410.

CHOUDHARY, D.; BHATTACHARYYA, S.; JOSHI, K. Body weight management in adults under chronic stress through treatment with ashwagandha root extract: a double-blind, randomized, placebo-controlled trial. **J Evid Based Complementary Altern Med**. 2016.

SERPEJANTE, Carolina. Confira nove problemas que a falta de sono provoca à saúde. Disponível em: https://www.minhavida.com.br/saude/galerias/16159-confira-nove-problemas-que-a-falta-de-sono-provoca-a-saude. Acesso em: 12 de setembro de 2018.

Mente

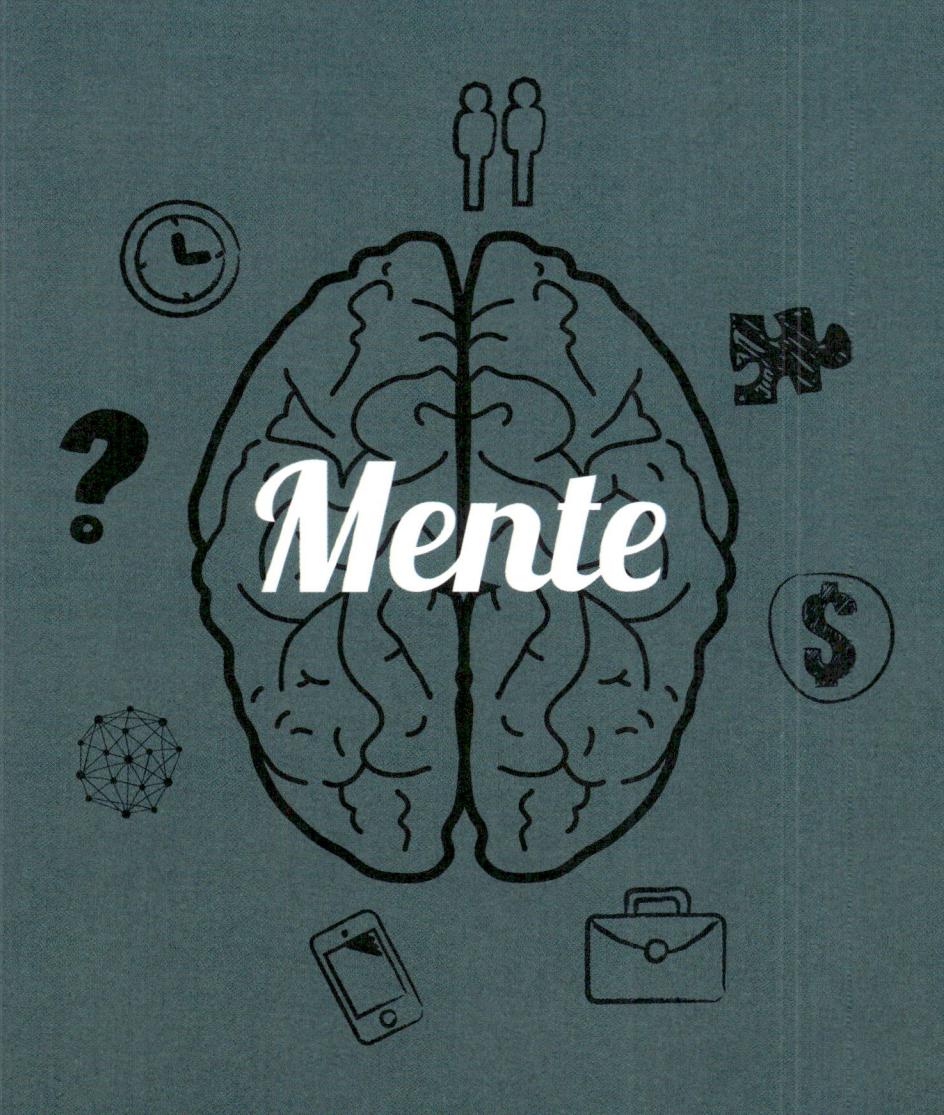

> *Na realidade mais profunda, além do espaço e do tempo, talvez sejamos, todos, membros de um só corpo.*
> Sir James Jeans

Eu deixei este assunto para o final, para que você perceba que tudo o que foi dito até aqui depende e está diretamente relacionado ao seu estado de espírito, a quantas anda sua cabeça. Grosso modo, você cuida da sua saúde mental? Tem evitado situações de estresse? Pode não ser novidade para muitos de vocês, mas uma mente em turbilhão, que não descansa, que se mantém estressada, é um fator que influencia muito negativamente na saúde. O contrário é também verdade, afinal: "mente sã, corpo são!".

Você sabe qual o poder real que sua mente tem sobre seu corpo? Quero introduzi-los brevemente ao que se chama Cura Quântica. Trata-se de uma medicina que integra corpo e mente, na qual a consciência, a compreensão e a inteligência são fatores determinantes. A principal ideia por trás dela é que o corpo humano tem a capacidade natural de se curar. Toda pessoa tem uma experiência diferente com a cura, a dor e a relação com o próprio corpo.

Sim, Doutor, já ouvi falar que é bom manter o equilíbrio entre e corpo e mente. Mas por que isso é chamado de Terapia Quântica?

A palavra "quântica" é um termo técnico muito utilizado na área da Física, que descreve a "unidade indivisível em que as ondas podem ser emitidas ou absorvidas". Em outras palavras, trata-se da menor partícula da qual todas as coisas são formadas.

Certo, mas o que isso tem a ver com cura?

Segundo a perspectiva quântica, tudo no universo vibra a uma frequência única e individual, incluindo nós mesmos. Mesmo quando estamos sem fazer nada, parados, cada um de nossos pensamentos cria uma onda no campo unificado. Essa onda perpassa todas as camadas de ego, intelecto, mente, sentidos e matéria. À medida que se irradia, tem efeito sobre nosso corpo e sobre as coisas ao nosso redor, principalmente sobre a percepção delas. Isto é, seu pensamento influencia diretamente sobre seu corpo e no modo como você enxerga o mundo. Nós criamos nosso corpo conforme criamos nossa experiência de mundo.

A ideia é que todas as células dos nossos órgãos vibram numa frequência diferente umas das outras, e muito específicas. Essas vibrações não são aleatórias ou caóticas; elas transportam informações ao longo de padrões específicos. Numa analogia, para que você entenda de maneira fácil, a teoria é de que as células que compõem o fígado, por exemplo, vibram de maneira diferente das células que compõem os rins. E isso acontece em todo o corpo, incluindo as emoções. A mente e o corpo são inseparáveis, e a nossa consciência cria a bioquímica do nosso corpo. Nossas crenças, pensamentos e emoções direcionam as reações químicas que ocorrem em cada célula do corpo.

A medicina quântica parte do princípio de que a cura de determinada patologia não depende exclusivamente de tratamentos medicamentosos, cirurgias e outros procedimentos médicos, mas do equilíbrio energético do paciente. São as vibrações quânticas do corpo e da mente que criam as condições ideais para combater as doenças, ativando o processo de autocura inerente a todos os seres humanos. Isso porque os problemas de saúde derivam do excesso de toxinas químicas, biológicas, ambientais e mentais, desequilibrando o campo de energia do corpo humano. Portanto, é necessário reequilibrar os fluxos de energia do corpo e da mente para alcançar a cura completa.

Os fatores psicológicos, emocionais e espirituais produzem algumas das doenças que adquirimos ao longo da vida. A prática do autoconhecimento auxilia na compreensão e na resolução dessas doenças. Esse conceito pode ser chamado da cura quântica.

Somos o que comemos, o que pensamos que somos e o que transmitimos.

Entenda como funciona sua mente:

Nós temos dois tipos de inteligência: emocional e racional. Eu diria que, mais importante que manter o equilíbrio entre elas, a inteligência emocional é que favorece o bom funcionamento de tudo o que toca nossas vidas. O intelecto não pode dar o melhor de si em uma mente emocionalmente abalada, não é mesmo? Quantas personalidades vocês conhecem que têm dons maravilhosos, mas cuja vida pessoal é por vezes um desastre?

Nós somos a única espécie do planeta que pode modificar a própria biologia por meio dos pensamentos, dos sentimentos e das intenções. Todas as células do nosso corpo estão constantemente recebendo sinais dos nossos pensamentos. Você sabia que, quando nos apaixonamos, temos uma melhora significativa do sistema imunológico? Em contrapartida, se o relacionamento acaba, a tristeza e o foco nesse problema podem acarretar diversas doenças. Esta é a visão de mundo quântica, resumidamente, que nos ensina que todos somos parte de um campo infinito de inteligência – a fonte dos nossos pensamentos, mente, corpo e tudo mais.

Você pode mudar o foco dos seus pensamentos.

Entendo que temos momentos de tristeza, perdas emocionais; é importante senti-las e deixar-se sentir o que for preciso sentir. Mas isso não pode se tornar o foco do pensamento. É claro que é mais fácil falar do que fazer, mas você pode focar nas coisas ruins que já lhe aconteceram ou mudar o foco para coisas boas que podem vir a acontecer. Quando as pessoas focam no que elas querem, o que elas não querem perde a força.

As enfermidades que nos acometem ao longo da vida sempre têm origem mais antiga do que conhecemos. E posso dizer com segurança que muitas delas são causadas pela negatividade que há em nossa consciência: estresse, medo, raiva, culpa, tristeza, mágoa, inveja... O primeiro passo para identificar a raiz de qualquer problema que encontre em sua saúde é descobrir quais são seus sentimentos negativos dominantes. Pergunte-se a si mesmo: A quem devo perdoar? O que preciso esquecer? Como posso bloquear as más emoções que sinto agora? A partir de uma análise sincera daquilo que alimenta na alma, você será capaz de agir no sentido de mudar na essência tudo aquilo que bloqueia a cura, impedindo o fluxo normal da sua energia vital. Ao admitir nossas sombras, tornando-as aliadas no processo de autoconhecimento, evoluímos de fato. Aplicando essa postura à área da saúde, tornamo-nos capazes de descobrir a face oculta das doenças e, consequentemente, alcançamos a cura.

O requisito mais importante para a cura é tentarmos atingir um nível profundo e completo de relaxamento. Esse princípio se baseia no conceito de que o corpo sabe como manter o equilíbrio, a não ser que já esteja abalado por uma doença. Neste caso, é necessário restaurar a capacidade de autocura do organismo, readquirindo o equilíbrio.

> Um corpo doente é um corpo que não está tranquilo. Nossa fisiologia cria doenças como um alerta para que nós saibamos que nós estamos fora de equilíbrio. Para que saibamos que não estamos amando, que não estamos firmes. Os sintomas do corpo não são coisas terríveis. [...] Nós temos o programa básico que se chama autocura. Se você se cortar, a pele crescerá de novo. Se você tiver uma infecção bacteriana, o sistema imunológico entra em ação e dá conta de tais bactérias. O sistema imunológico é feito para curar a si próprio. Doenças não sobrevivem em um corpo que está emocionalmente saudável. (CHOPRA, 1989.)

Nosso corpo renova seus milhões de células a cada segundo. Literalmente, partes do nosso corpo são substituídas todos os dias. Algumas partes levam alguns meses, outras levam anos, mas o fato é que, dentro de alguns anos, nós temos um corpo físico totalmente novo. Quando nos cortamos e as células iniciam o processo de coagulação do sangue, de modo a conter o sangramento e começar a regenerar a pele, elas não chegaram ali por acaso. São programadas e sabem exatamente aonde devem chegar e o que fazer. Nossos pensamentos e emoções são influentes nessa renovação, remontando e reorganizando nosso corpo. Alivie o estresse mental e você perceberá nitidamente seu corpo fazer o que foi projetado para fazer: renovar-se. O segredo são os hábitos mentais. Enquanto uma pessoa se mantiver mentalmente ativa, seu corpo envelhecerá de forma muito mais ativa e saudável.

Na prática...

Para ter sucesso no tratamento e efeitos em longo prazo, você deve ser muito claro no resultado pretendido com a cura quântica. O que você deseja liberar do seu corpo? O que você quer mudar ou criar para si? Essa clareza de intenção e crença é essencial para criar mudanças duradouras. Já é sabido que parte importante da cura são a própria crença e as expectativas da pessoa. Quando você inicia suas sessões de cura de energia com as intenções corretas, esperam-se alguns desses benefícios:

- Redução de estresse, alívio da ansiedade e de pensamentos negativos;
- Redução da dor física;
- Alinhamento esquelético;
- Alívio de traumas emocionais;
- Tratamento mais eficaz e recuperação mais rápida das enfermidades;
- Maior energia e entusiasmo;
- Relaxamento profundo e melhora no sono;
- Estabilização do humor e as consequências disso, como paz, sensação de alegria, bem-estar e confiança.

Entre os benefícios proporcionados pela terapia quântica, é possível notar a melhoria significativa na circulação do sangue e, consequentemente, a oxigenação e hidratação das células, a ativação dos processos metabólicos e dos processos regenerativos, a estabilização das arritmias cardíacas e a estimulação do fluxo de energia, normalizando o funcionamento do organismo. Em resumo, os benefícios proporcionados pela terapia quântica são evidenciados, no nível de consciência alcançado pelo paciente, no estado de energia de todo o corpo e no restabelecimento dos mais diversos desequilíbrios de ordem física, mental e emocional.

Outra informação importante é que a terapia quântica não exclui terapias da medicina convencional nem outras formas de tratar a doença e a saúde do paciente. Ela faz uma integração das terapias, de modo a resolver os problemas que afetam o corpo e a mente. A cura, afinal, vem de dentro para fora.

Estresse, o mal do século

A cada dia é mais comum ouvirmos das pessoas, de todas as idades, que elas andam muito estressadas. São problemas na escola, em casa, no trabalho etc. E a reclamação não costuma vir de um tipo específico de pessoa nem de certo nível social. O estresse está presente em pessoas de diferentes idades, classes sociais, raças, cores e religiões. Por isso, diz-se que ele é uma doença democrática. E também o mal do século.

Segundo pesquisa feita pela ISMA-BR (*International Stress Management Association*), 70% da população do Brasil sofre com os males causados pelo estresse. A pesquisa foi realizada em oito países (Estados Unidos, Alemanha,

França, Brasil, Israel, Japão, China e Fiji) e em Hong Kong (China), com mil executivos, e colocou o Brasil em segundo lugar no *ranking* de países com pessoas mais estressadas no mundo, perdendo apenas para o Japão.

E o que é o estresse?

É um mal próprio da vida moderna, que se traduz em cansaço físico e mental, dificuldade de concentração e memória, depressão, ansiedade, dificuldades em lidar com as emoções (irritabilidade) e até distúrbios sexuais. O estresse é uma resposta do organismo (física ou mental) a um evento de esforço extremo ou importante, geralmente quando a pessoa se sente ameaçada ou sob pressão. Essa resposta libera uma série de reações químicas no organismo, o que provoca reações fisiológicas. Ele aparece por meio de sensações como medo, desconforto, preocupação, irritação, frustração e indignação. Além disso, produz alterações físicas, como coração acelerado, músculos contraídos, pressão arterial alta, respiração curta e sentidos mais nítidos. E não há como evitar a chamada "doença democrática". Basta estar vivo para os problemas surgirem e, quanto mais se tenta evitar situações que poderiam ser problemáticas, mais se limita a vida, e uma vida limitada causa estresse e um estresse contínuo, crônico.

Estresse crônico provoca, de cara:

- Insatisfação com a vida
- Isolamento social
- Cansaço
- Ganho ou perda de peso
- Dores de cabeça
- Agitação
- Tristeza
- Mau humor
- Insônia

- Falhas de concentração
- Angústia
- Baixa produtividade
- Irritação
- Medo
- Dificuldade de tomar decisões
- Esquecimento
- Sensação de perda de controle

Num segundo momento, vai levar a:

- Dores de cabeça
- Transtorno obsessivo compulsivo (TOC)
- Síndrome do pânico
- Transtorno por estresse pós-traumático (TEPT)

- Depressão
- Dores musculares (pela tensão muscular)
- Sono não restaurador ou insônia
- Indisposição prolongada
- Formigamento

- Mudança de apetite
- Alterações de humor
- Falta de interesse pelas coisas
- Problemas de concentração, atenção e memória

- Julgamento fraco
- Pensamentos acelerados
- Preocupações excessivas e constantes
- Dores
- Constipação ou diarreia
- Náuseas e tonturas
- Dor no peito
- Perda de libido
- Procrastinação
- Consumir álcool, cigarros ou drogas "para relaxar"
- Hábitos nervosos, como roer as unhas

Indiretamente, o estresse não tratado também pode desencadear algumas doenças, como:

- Problemas de pele
- Problemas cardíacos
- Problemas gastrointestinais
- Hipertensão
- Ansiedade
- Depressão
- Resfriados frequentes
- Alergias
- Asma
- Enxaqueca
- Queda anormal de cabelo
- Infecções
- Úlceras
- Enfarte
- Derrames
- Vitiligo
- Psoríase
- Herpes
- Síndrome do pânico

Se você relacionar essa coluna com a coluna lá atrás, dos males tratados pela terapia quântica, vai ver que o estresse pode, de forma muito eficaz, ser tratado com terapia quântica.

No entanto, é possível tratar o estresse de outras formas. Por exemplo, evitando o que o causa.

Tive um paciente com alopecia. Alopecia é a redução parcial ou total dos cabelos.

Metade da população masculina do planeta apresenta algum grau da disfunção nos cabelos até os 50 anos, segundo a Organização Mundial de Saúde (OMS).

E ele tem várias causas. Pode ser: androgenética, isto é, provocada por fatores genéticos com o hormônio sexual masculino, a testosterona; congênita, ligada a fatores hereditários, com ausência total ou parcial desde o nascimento; traumática, que tem origem em contusões ou lesões do couro cabeludo; neurótica, também chamada de tricotilomania, em que o indivíduo "arranca" os próprios cabelos, conscientemente ou não; secundária ou medicamentosa, que aparece após algum distúrbio interno dos órgãos, doenças, infecções, medicamentos como a quimioterapia; pode ser provocada por dermatite seborreica, que é um distúrbio muito comum, em que podem ser observados escamação, coceira e eritema; pode ser provocada por dieta pobre em ferro; por alergia; areata, que está relacionada a fatores autoimunes e seu agravamento é influenciado pelo emocional, portanto, de estresse. Aliás, as doenças autoimunes também, em sua maioria, são potencializadas pelo estresse.

Esse paciente me procurou por ter sentido uma rápida e progressiva perda de cabelos. Ele tinha medo de que tivesse com alguma doença grave que estivesse causando a calvície.

Era um produtor de TV, que trabalhava numa rede nacional, num cargo que o obrigava a cumprir regras e horários rígidos e a manter uma equipe de centenas de pessoas trabalhando de forma coesa.

Ele me falou sobre sua rotina diária e de cara eu identifiquei a alopecia dele como sendo provocada por estresse. Ou seja, a areata.

Existe uma série de procedimentos que podem ser adotados para conter a areata (não tem cura!), entre elas injeções de cortisona, de minoxidil (uma loção líquida que deve ser aplicada duas vezes por dia na região com perda de cabelo) e também a pomada de antralina, que deve ser aplicada na região afetada.

No entanto, nenhum desses medicamentos alopáticos vai ter o efeito desejado se a causa não for tratada. Então eu indiquei a ele, para começar (já que ele não pretendia deixar o emprego e ingressar no zen-budismo), uma série de mudanças de atitudes, que indico também a todos que sofrem de estresse crônico.

A melhor forma de evitar o estresse é se "blindar" emocionalmente, ou seja, desenvolver resistência suficiente para não se abater com as dificuldades da vida. A partir dessa premissa, aprenda a dizer "não" de forma elegante e afirmativa. Ser assertivo é conseguir negar pedidos e solicitações que não sejam aceitáveis.

Aprenda a respirar de forma profunda e tranquila – isso ajudará a manter a cabeça também tranquila.

Identifique suas forças, inclusive aquelas que muitas vezes nem são percebidas. Muitas vezes nos consideramos mais frágeis do que realmente somos. Um psicólogo pode ajudar nessa jornada.

Aprenda a flexibilizar o pensamento e até mesmo a se dar uma segunda chance. É comum pessoas à nossa volta terem tendência a "catastrofizar", ou seja, perceber como catástrofe as situações que podem ser vivenciadas de forma mais leve.

Aceite, quando for o caso, que muitas vezes as coisas simplesmente não têm outra solução. Alguns fatos da vida são realmente impossíveis de ser alterados e, ao perceber que não é útil manter uma "briga" com eles, conseguimos olhar para a frente e para as coisas que realmente podemos mudar, mantendo a serenidade.

Contudo, se ainda assim você se sentir estressado, procure um médico...

Cabe ao médico alertar e aconselhar o paciente, explicando que determinados padrões de vida, especialmente aqueles que impedem um ritmo saudável que inclua tempo suficiente para dormir, para se alimentar, para se relacionar, para ter lazer e cultura e tempo dedicado à espiritualidade levarão, cedo ou tarde, à doença. Na verdade, esse desequilíbrio já é o caminho da doença. A "eterna" falta de tempo pode ser apenas um sintoma de algo mais profundo, a falta de sentido da vida. De modo compensatório, a dedicação excessiva ao trabalho teria a pretensão de ter um efeito anestésico sobre a alma, tentando calar as necessidades. No entanto, outra coisa também pode estar ocorrendo. Muita gente sacrifica parte de seu tempo e de si mesmo em prol de algo que julga mais importante – a família, por exemplo –, mas acaba ficando doente e não conseguindo cuidar da família.

Aqui vão algumas dicas para você evitar o estresse:

1. Não durma vendo TV, pois isso prejudica o sono.
2. Durma com todas as luzes apagadas – os adultos necessitam de 8 horas de sono ao dia, e as crianças precisam de mais.
3. Coma de 6 a 8 porções ao dia de vegetais ou frutas cruas.
4. Não se esqueça de tomar água – 40 mL por kg de peso por dia. Por exemplo, indivíduo de 70 kg: 70 x 40 = 2800 mL de água nas 24 horas do dia.
5. Reserve tempo para olhar para dentro de si.
6. Reserve tempo para olhar para o que o mundo tem de belo, especialmente as artes e a cultura.
7. No trabalho, mantenha-se externamente atento, mas internamente relaxado. Permaneça centrado na autoconfiança, sabendo que sua força interior pode superar muitas (talvez todas) situações adversas.
8. Faça o bem sem ver a quem. O altruísmo talvez explique por que muitas pessoas que cuidam de enfermos graves portadores de doenças transmissíveis jamais se "contaminaram".

Referências

ANTUNES, Cátia. Medicina Quântica - o que é? Diponível em:
https://www.ktb.pt/pt/mente-corpo-saude/Medicina-Quantica-o-que-e

OURIVES, Elaine. Terapia Quântica. Disponível em:
http://www.elainneourives.com/terapiaquantica. Acesso em 30 jan de 2019.

CLASSIFICAÇÃO INTERNACIONAL DE FUNCIONALIDADE, Incapacidade e Saúde. 1ª edição 2003. Disponível em:

http://apps.who.int/iris/bitstream/handle/10665/42407/9788531407840_por.pdf;jsessionid=A505D-2CA04632AE55BA98E66AD9E09BF?sequence=111 Acesso em 30 jan de 2019.

ALVES, Fabio. Cura Quântica: a terapia alternativa que transforma. Disponível em: https://opoderdoser.com/2017/08/cura-quantica-pdf-como-fazer-terapias-alternativas.html. Acesso em 30 jan de 2019.

Antidepressivos:
MAL MUITAS VEZES
desnecessário

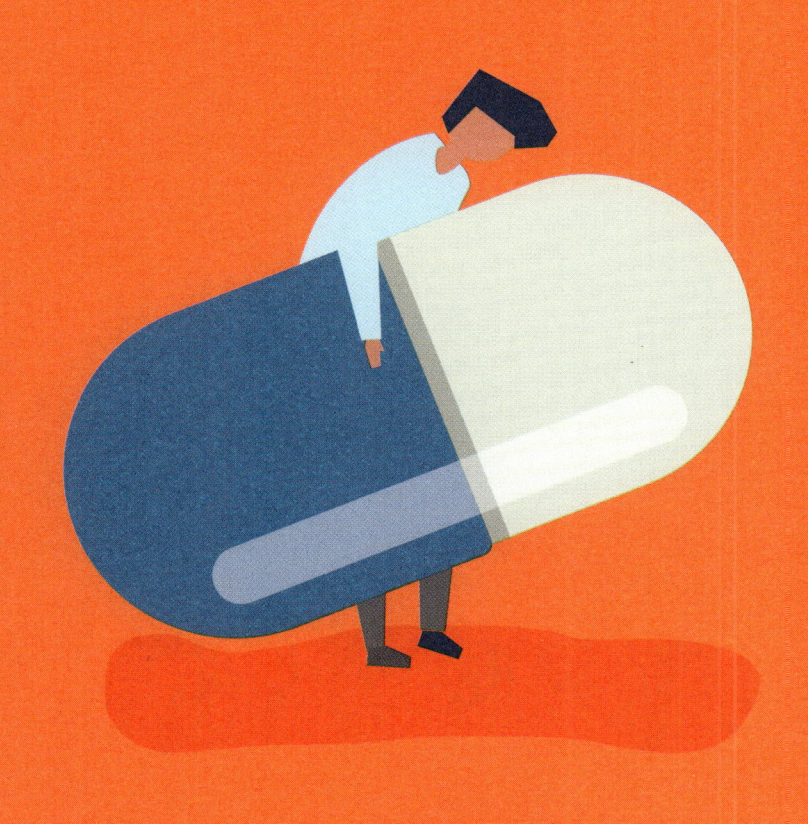

Uma das drogas mais vendidas no mundo são os chamados antidepressivos. Vou direto ao ponto: eles não curam nada, apenas criam "dependentes". Essa é a droga perfeita para a indústria farmacêutica: droga que não cura e que vai ser usada por anos e anos.

Vou começar contando a história de um paciente chamado Leonardo.

Leonardo era um médico com uma história de vida brilhante. Veio de família pobre, mas tinha um sonho de vencer na vida, sonho esse muito presente na vida de nós, brasileiros. Entrou em Universidade pública e foi conquistando seu espaço por causa de suas excelentes notas e dos vários primeiros lugares em concursos de estudantes de medicina. A realidade dele era muito diferente da dos outros colegas. O que mais se via na época eram as Universidades públicas tomadas pelos melhores alunos das escolas particulares do Ensino Médio. Isso mesmo: dificilmente aluno de escola pública conseguia entrar em universidade pública. Leonardo estudou em universidade pública, terminando a faculdade entre os melhores. Assim que terminou a faculdade, foi direto fazer a residência médica. Apesar da tentação de ir trabalhar no interior e ter um salário muito além das suas expectativas, buscou o aprimoramento científico, a residência médica.

Durante a faculdade, existia um curso preparatório para residência médica. Leonardo não tinha condições financeiras de fazer tais cursos. A residência médica é um período pós-formatura que é essencial para o aprimoramento do aprendizado dos médicos. Recorreu à ajuda de um amigo de sala para emprestar o material didático do curso e estudou por conta própria. Assim que se formou, prestou prova para residência médica com 20 colegas de sua turma. Todos haviam feito o curso preparatório. O único a ser aprovado foi Leonardo. Mais uma vitória em sua vida. Leonardo começou a residência médica e relatava algumas coisas que hoje encontramos explicações na terapia quântica. Existia um setor no hospital chamado emergência médica, local onde os pacientes sofriam pela espera de atendimento. Existiam 60 leitos, mas havia na época mais de 300 pacientes internados. Como assim mais de 300? Simples: havia pacientes que estavam internados recebendo medicação venosa sentados nas escadas que dão acessos a macas (pequenas escadas de metal para auxiliar os doentes a subir nas macas), nos corredores sentados no chão frio e várias macas extras amontoadas pelos corredores do hospital. Pacientes morriam de doenças crônicas, e os médicos só viam horas depois. Imagine isso. Imaginou? Não era em um abrigo ou coisa do tipo. Era um hospital geral.

Segundo o que ele mesmo falava: "A emergência é o local onde os filhos choram e as mães não ouvem".

Muitos de vocês estão me perguntando: "Dr. Gabriel. O que tem isso de terapia quântica?" Aí respondo: a terapia quântica está muito associada à parte energética. Costumo dizer que você é o que come, o que pensa, o que recebe do meio e o que transmite.

O que Leonardo relatava era o seguinte: no hospital havia duas entradas, a entrada principal do hospital e a entrada do setor de emergência. Quando ele entrava pela principal, seguia para seu turno de residência médica de forma habitual. Chegava às 7 da manhã e terminava em torno das 19 horas. Tinha várias atividades entre atender pacientes, cirurgias etc. Chegava em casa por volta das 19h30min e começava a se sentir cansado por volta das 21 horas. Ora, para uma pessoa que acorda às 6 da manhã e trabalha o dia inteiro, é mais do que normal estar cansado à noite. Concordo com você. Agora vamos para um fato curioso e desconhecido da medicina tradicional. Tudo mudava quando Dr. Leonardo entrava pela emergência para começar o seu dia de trabalho. Trabalho exatamente igual ao do dia anterior, no qual entrou pela entrada principal. Qual seria o normal? O cansaço estar presente às 21 horas, mas, espantosamente o cansaço já ocorria às 10 da manhã. Ele seguiu o dia se arrastando de cansaço até as 19 horas. Chegava em casa às 19h30min e desabava na cama para dormir. O fato de ele ter passado na emergência, local de muito sofrimento e morte de vários pacientes, levou à fadiga precoce. Como poderíamos explicar isso? Hoje sabemos que sofremos influência energética do meio que nos cerca.

Dr. Leonardo tinha uma curiosidade ímpar e ficou inquieto com tal situação. No outro dia, entrava pela entrada principal, e o dia sempre transcorria de forma excelente. Chegava em casa às 19h30min e ainda ia fazer atividade física.

Ele fez isso por vários e vários dias. O que observou foi que, nos dias em que passava pela emergência, sua disposição e sua vitalidade eram minadas. Ele se sentia sugado cada vez mais. Ele, inconformado com a situação, realizou outros testes. Na cabeça dele, veio a ideia de que observar aquelas pessoas em situação deplorável machucava muito suas crenças interiores. Então, ele pensou: "Se eu não visse aqueles pacientes, se eu passasse direto por aquele setor, eu não seria afetado com a imagem deles de sofrimento". Passou a entrar na emergência olhando para o teto, sem visualizar a situação de nenhum paciente. De forma surpreendente, notou que essa atitude não mudou em nada o seu cansaço. Isso foi a prova de que o ambiente hostil agia nele de forma energética, sugando a energia dele. Após seis meses nesse hospital, percebeu uma coisa muito inesperada: apenas uma simples passagem na emergência já lhe trazia uma fadiga intensa. No início, quando ele entrava no hospital pela emergência, sentia uma fadiga intensa logo às 10 da manhã.

Lembram que falei que entrar pela entrada principal o deixava cansado apenas às 21 horas? Agora já era diferente. Mesmo indo pela entrada principal, a fadiga já vinha às 15 horas.

Sua energia estava sendo sugada pouco a pouco, dia após dia. Como a medicina tradicional explica isso? Simples: não explica.

O que ele observou? Leonardo sempre foi um cara muito positivo e confiante, como descrevi de forma breve em sua história, típica de um vencedor. É uma pessoa de bem com a vida, sempre em busca de constante evolução.

Só que Dr. Leonardo estava mais triste do que o habitual. Essa tristeza foi se intensificando. Sempre que pensava em ir para a emergência, sentia sintomas físicos como cefaleia, náusea, entre outros. O que era isso, meus amigos? Era o corpo lançando mão de sintomas corpóreos para ele não ir trabalhar naquele ambiente. Na medicina existe um termo técnico para isso: somatização. Então era isso. A mente dele em sofrimento enviava descargas neuronais para todo o corpo, simulando sintomas de doença. Lógico que Dr. Leonardo não desejava isso. Ele, como sempre, queria se esforçar para ser o melhor, dar o melhor de si e sempre se superar. Ele começou a ficar mais cansado durante o dia e, paradoxalmente, mais ativo durante a noite, com dificuldade de dormir. Isso é o que chamamos de alteração da relação sono-vigília. Muito tem a ver com um hormônio chamado cortisol, como explicado anteriormente

Dr. Leonardo parou e pensou: "Nossa, eu tenho a vida que sempre sonhei. Tornei-me médico, apesar de todos os meus familiares acharem feito impossível para um menino que estudou em péssimas escolas. O que está acontecendo comigo?". Ele começou a ficar mais triste e, sempre que pensava em ir para a emergência do hospital, começava a ter sintomas físicos, como náusea e sensação de pressão baixa. Era o seu corpo tentando sabotá-lo para impedir que ele fosse para aquela situação de estresse. Posteriormente, os sintomas se agravaram, e ele apresentava as náusea e hipotensão em atividades usuais do dia a dia. Ele, como um cientista nato, procurava explicação na medicina tradicional para os seus sintomas. Achou que tinha patologias extremante raras, entre elas a porfiria intermitente aguda.

Um dos sinais da porfiria é a urina mudar de cor quando exposta ao sol. Realizou os testes, mas o resultado foi negativo.

Ele procurou vários colegas médicos, sem solução. O pai dele havia proposto uma consulta com um terapeuta, mas Dr. Leonardo achava que nenhum terapeuta poderia ajudá-lo. Ele estava convicto de que tinha alguma doença e que a medicina tradicional iria ajudá-lo. Buscou vários especialistas renomados, sem resposta aos seus sintomas. Sua fadiga, sintomas físicos e depressão começaram a avançar. Ele seguiu o conselho de seu pai e procurou um terapeuta. Era um médico muito conceituado na área de Gastrenterologia que também era especialista em terapia. Esse terapeuta afirmou, de forma convicta, que o quadro não era ocasionado por nenhuma síndrome médica, que o quadro era "psicológico". Dr. Leonardo, furioso, disse: "Não tenho nenhum problema psicológico. Meu problema é físico e se resume a três sintomas: cansaço, sensação de baixa pressão e vômitos. Nada mais". Disse que não tinha nenhum motivo para ter sintomas psicológicos ou depressão, que a vida era excelente, que tinha tudo que sempre sonhou na vida, que sempre andou de ônibus e atualmente possuía um carro popular e que isso era muito além das expectativas dos familiares deles. Como os sintomas não melhoravam – pelo contrário, pioravam –, ele optou por seguir as orientações do terapeuta mesmo sem acreditar no que ele pregava. Enquanto isso, os sintomas iam se acentuando, e o terapeuta falou: "Precisamos lançar mão de um medicamento". Dr. Leonardo adorou a ideia. Pensou internamente e sussurrou: "Sabia que essa terapia não ia resolver. O que funciona são os medicamentos". Ele sempre aprendeu assim. Desde o início da faculdade isso é passado para os estudantes. Os medicamentos curam! Ele falou que lembrava muito bem de que, na época em que era estudante e os representantes da indústria farmacêutica lhe davam amostras grátis de medicamentos, ele aprendeu que os medicamentos seriam o elixir da cura. Ledo engano. Foi passado a Dr. Leonardo um medicamento chamado amitriptilina, um antidepressivo da classe chamada de antidepressivos tricíclicos.

Ele achou estranho, mas pensou: "Ora, se os grandes especialistas não acham nenhum problema físico, deve ser mesmo psíquico". Começou a usar o medicamento antes de dormir. Notou que suas noites de sono estavam melhores, mas sem nenhuma melhora nos outros sintomas. O caso ficou tão crítico que o terapeuta falou: "Isso já passa da minha alçada. Precisamos de mais do que um psicoterapeuta. Precisamos de alguém que entenda profundamente de psicofarmacologia. Então encaminhou Dr. Leonardo para um psiquiatra famoso na cidade. Na época do encaminhamento, ele falou: "Nossa, psiquiatra? Mas eu não sou louco! A única coisa que tenho é indisposição, tristeza e sintomas gastrointestinais, como náuseas e vômitos". O terapeuta de imediato falou: "Psiquiatras não tratam apenas de loucos". Então Leonardo marcou a consulta com o tal psiquiatra. Este não atendia por plano de saúde e, para sua surpresa, o valor da consulta com o psiquiatra custava 300 reais, o mesmo valor que Dr. Leonardo ganhava em 12 horas de plantão. Isso foi muito desagradável para ele. Pensou: "O que ganho em 12 horas de trabalho paga apenas uma consulta desse profissional". Mesmo indo contra o que achava certo, marcou a consulta com o psiquiatra. Esse médico tinha uma formação ímpar: era doutor em psicofarmacologia, tinha um currículo invejável na área médica. Dr. Leonardo foi à consulta e começou a explicar a sua história ao psiquiatra. Findada a consulta, o psiquiatra passou um antidepressivo recém-chegado ao mercado, suspendendo o antigo, prescrito pelo terapeuta.

Dr. Leonardo ficou muito confiante. Pensou: "Uau! Um antidepressivo recém-lançado ao mercado é o que há de mais atual na medicina". Passados três dias, os sintomas que mais incomodavam haviam ido embora: náuseas, vômitos e a sensação de pressão baixa que prejudicava suas atividades do dia a dia.

Aí que começou o problema. Esse remédio dava um sono absurdo. Dr. Leonardo mal conseguia acordar para ir às suas atividades. Havia resolvido os problemas de náuseas, vômitos e hipotensão, porém tinha um cansaço muito forte. Após um mês de tratamento, Dr. Leonardo voltou à consulta com o psiquiatra, que ouviu bem sua história e prescreveu mais um medicamento antidepressivo. Ele tinha um mecanismo chamado inibidor da receptação da serotonina. Entenda inibidor da receptação como inibidor da destruição da serotonina. Vou explicar melhor: todos os seus estímulos de um nervo para outro são devidos aos neurotransmissores. A serotonina é um deles. Entre um neurônio e outro, temos um espaço vazio chamado fenda sináptica. É nela que ficam os neurotransmissores. Exemplo prático para você entender: imagine o neurônio A. Ele quer se comunicar com o neurônio B, que está bem próximo. O neurônio A lança mão do neurotransmissor, que é captado e interpretado pelo neurônio B. Resumindo: os neurotransmissores são a língua dos neurônios. O neurotransmissor da felicidade e do bem-estar chama-se serotonina. Como disse anteriormente, quando você usa uma droga que inibe a destruição da serotonina, isso acarreta em mais serotonina na fenda sináptica. Isso leva à melhora dos sintomas depressivos. Teoricamente, isso seria perfeito, teríamos a cura da depressão. Mas a realidade é muito diferente.

Dr. Leonardo iniciou o uso de mais um medicamento. E notou melhora discreta em sua disposição, mas continuava um pouco triste. Ficava mais ativo durante o dia, mas começou a notar que tinha certa dificuldade de concentração. Isso o incomodava bastante, pois ele sempre teve uma atividade intelectual ativa. Passados mais dois meses, voltou ao psiquiatra, que prescreveu mais um medicamento. Ele confiava cegamente no psiquiatra, que, como relatei, tinha uma formação médica fantástica. Agora Dr. Leonardo estava com três medicamentos. Ele não mais se questionava, simplesmente fazia o uso dos medicamentos. O problema foram os efeitos colaterais que começavam a aparecer. Um deles foi preocupante: sua libido (interesse sexual) havia ido embora. Isso foi preocupante, pois era muito boa anteriormente. Voltou ao psiquiatra em um mês (a demora era porque era muito difícil marcar com o médico, sempre com agenda muito lotada). O psiquiatra, então, mudou a última medicação por outra que não tinha tanta interferência na libido e iniciou mais uma para melhorar a disposição e a memória, só que ela trouxe mais um efeito colateral: piorou muito o sono. Isso fez com que ele corresse para o consultório e foi de imediato receitado um remédio para dormir, que depois levou a mais um efeito colateral: piorou ainda mais sua memória. Nesse momento, Dr. Leonardo já estava com cinco medicamentos que agem no sistema nervoso central. E começou a apresentar mais um efeito colateral: ele pesava em torno de 66 quilos no início do tratamento. Começou a engordar e bateu nos 94 quilos. Isso era péssimo para sua autoestima e o deixava mais depressivo. Os medicamentos tiravam sua essência. Não dormia bem, estava cansado durante o dia, continuava deprimido, com baixa libido, dificuldade de memorização e estava engordando muito. Voltou ao psiquiatra com esperança e foi trocado o antidepressivo por um mais moderno e potente, com informações na bula de que teria menos efeitos colaterais. Um superantidepressivo, como foi veiculado pela indústria farmacêutica. Não estava tendo resultado. Dr. Leonardo tomou uma atitude mais drástica.

Ele pensou: "Vou ficar dormindo direto, sem ir para a residência médica, até que esse supermedicamento faça efeito e eu fique menos deprimido". O resultado foi catastrófico. A depressão começou a se agravar. Antes ele estudava bastante o seu caso. Depois não tinha mais forças para estudar. Começou a se entregar à depressão, achando que não tinha mais jeito. Nesse período, os colegas de residência davam total apoio. Iam buscar Dr. Leonardo de manhã cedo e davam força para ele o dia inteiro. Ele falava desses dois amigos, Dr. André e Dr. Francisco, com muita gratidão. Dr. Leonardo começou a estudar o que os antidepressivos faziam. Como eu disse antes, os antidepressivos usados são os inibidores da destruição da serotonina. Usando-os, a serotonina, que é o neurotransmissor da alegria e do bem-estar, fica mais tempo na fenda entre o neurônio A e o neurônio B, melhorando os sintomas da depressão. Então, Leonardo pensou: "Mas, se ele é apenas um inibidor da destruição da serotonina, não irá resolver meu problema". Vou dar um exemplo hipotético: imagine mais uma vez a fenda sináptica. O neurônio A à esquerda e o neurônio B à direita, separados pela fenda sináptica. Uma pessoa normal tem 100 neurotransmissores de serotonina. Se eu inibir a destruição, vão continuar os 100 lá.

Pense agora nos indivíduos deprimidos. Muitas vezes, a serotonina na fenda sináptica deles é igual a 2. Se eu usar o antidepressivo, que inibe a destruição da serotonina, eu continuo com apenas 2 neurotransmissores de serotonina. Isso é muito menos do que eu preciso. Nesse caso específico, o antidepressivo não vai curar o paciente (e de fato nunca cura). O que iria curar o paciente seria aumentar o número de serotonina em sua fenda sináptica. Dr. Leonardo achou muito interessante e se aprofundou no caso. Viu que os principais fatores para aumentar a serotonina na fenda sináptica eram o consumo de alimentos ricos em triptofano e, mais importante ainda, as ideias positivas. Exato: pensamentos positivos, reviver sensações de sucesso no passado.

De nada adianta você usar uma droga que inibe a destruição da serotonina se não existe serotonina. Concorda?

Então, ele lançou mão de estratégias para resolver o problema, que já estava esquecido, visto a infinidade de efeitos colaterais das medicações. Naquela época, ele tinha vários sintomas, mas já não sabia quais eram sintomas dele e quais eram decorrentes dos efeitos colaterais dos medicamentos. Tenham certeza de que os sintomas dos efeitos colaterais dos medicamentos eram muito maiores.

Dr. Leonardo mudou sua alimentação com alimentos ricos em triptofano e começou a seguir as orientações de alguns livros que não eram discutidos pela medicina tradicional. Começou a agir de forma diferente. Pensou: "Se os sintomas são psicológicos, vou iniciar minha cura de dentro para fora". Começou a meditar de forma específica. Ele desenhou um círculo imaginário em seu quarto e criou uma regra: "Vou ter pensamentos bons e positivos e vou fortificá-los". Pensou na época que foi aprovado no vestibular, então entrou no círculo. Reviveu mentalmente aquela situação. Lembrou-se da emoção que sentiu, das pessoas que estavam ao seu redor, de tudo que ouviu e até mesmo do cheiro daquele momento. Quando o pensamento começava a enfraquecer, ele saía do círculo e pensava em outro momento feliz. Pensou em quando foi campeão do torneio da faculdade. Entrou no currículo e reviveu toda aquela emoção positiva. Quando o pensamento começava a fraquejar, saía. Repetiu essa sequência 20 minutos por dia.

De forma surpreendente, Dr. Leonardo começou a retirar os antidepressivos, que eram como amarras, podavam o seu eu interior.

Sua disposição foi voltando, sua memória foi melhorando cada vez mais, sua libido já estava normal. Dr. Leonardo foi devolvido à vida.

Nesse ponto, ele teve a certeza de que os antidepressivos não curam nada.

Imagino agora quantas pessoas no mundo passam por esses problemas.

Transformam você em um refém do medicamento. Esse é o objetivo da indústria farmacêutica. O nome já diz tudo: é uma indústria. Tem fins lucrativos. Essa falsa promessa de que os medicamentos mais modernos são os melhores não passam de uma falácia. Acho, de certo modo, uma atitude irresponsável de muitos médicos. Médico que prescreve medicamento que acabou de lançar achando que irá tratar as doenças. Ora, é um medicamento novo! Os efeitos colaterais começam com o uso. Muitos medicamentos são lançados no mercado com promessas milagrosas, mas são tirados do mercado por causa dos efeitos colaterais. Exemplo claro: tivemos um potente anti-inflamatório chamado Viox. Tinha uma excelente ação anti-inflamatória para dores. Com o passar dos anos, foi evidenciado que as pessoas que mais usavam esse medicamento morriam de problemas do coração.

Dr. Leonardo seguiu sua carreira médica sem usar mais nenhum medicamento. O que ele usava eram substâncias fitoterápicas e a alimentação. Começou a empregar seu método para emagrecer e teve êxito. Saiu dos 94 quilos para os 70 quilos. Aí veio a ideia que mudou para sempre sua vida. Ele concluiu a residência médica e trabalhou três anos como médico cirurgião. Posteriormente, procurou uma área que englobasse tudo, que não fosse como a cirurgia, que é apenas voltada para a doença. Tirando a cirurgia plástica, você faria alguma cirurgia se não tivesse doente? Claro que não.

Começou a fazer um novo modelo de medicina, não mais a medicina da doença. Começou a fazer a medicina da saúde. E ele viu que o resultado foi excelente com o seu primeiro paciente dessa área: ele próprio. Nasceu aí um novo médico.

Dr. Leonardo tornou-se médico da chamada medicina integrativa. Muitos de vocês o conhecem, mas não conheciam a história dele.

Nesse momento, tiro o nome de fantasia. Prazer, eu não sou o Dr. Leonardo.

Essa é a história do Dr. Gabriel Almeida.

INFORMAÇÕES SOBRE NOSSAS PUBLICAÇÕES
E ÚLTIMOS LANÇAMENTOS

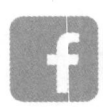

FACEBOOK.COM/EDITORAPANDORGA

TWITTER.COM/EDITORAPANDORGA

WWW.EDITORAPANDORGA.COM.BR

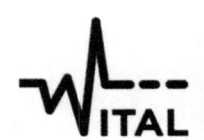

editorapandorga.com.br
/editorapandorga
@pandorgaeditora
@editorapandorga

VITAL